中国卒中中心报告

Report on the China Stroke Center

2020

主 编 王陇德

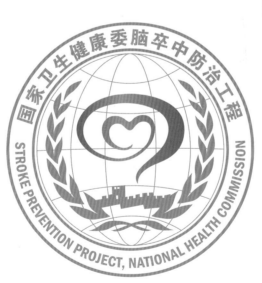

中国人口出版社
China Population Publishing House
全国百佳出版单位

图书在版编目（CIP）数据

中国卒中中心报告. 2020 / 王陇德主编 . -- 北京：
中国人口出版社，2021.7

ISBN 978 - 7 - 5101 - 7890 - 0

Ⅰ. ①中… Ⅱ. ①王… Ⅲ. ①中风 - 防治中心 - 研究
报告 - 中国 - 2020 Ⅳ. ①R743.3

中国版本图书馆 CIP 数据核字（2021）第 077216 号

中国卒中中心报告 2020

ZHONGGUO CUZHONG ZHONGXIN BAOGAO 2020

王陇德 主编

责 任 编 辑	张宏文　曾迎新	
责 任 印 制	林　鑫　王艳如	
出 版 发 行	中国人口出版社	
印　　　刷	小森印刷（北京）有限公司	
开　　　本	889 毫米 × 1194 毫米　1/16	
印　　　张	7.5	
字　　　数	150 千字	
版　　　次	2021 年 7 月第 1 版	
印　　　次	2021 年 7 月第 1 次印刷	
书　　　号	ISBN 978 - 7 - 5101 - 7890 - 0	
定　　　价	88.00 元	

网　　　址	www.rkcbs.com.cn
电 子 信 箱	rkcbs@126.com
总编室电话	(010) 83519392
发行部电话	(010) 83510481
传　　　真	(010) 83538190
地　　　址	北京市西城区广安门南街 80 号中加大厦
邮 政 编 码	100054

防治卒中
健康中国

题赠国家卫生计生委
脑卒中防治工程

陈竺 二零一五年四月二十八日

前言

作为第一部系统介绍我国卒中中心建设的专著,《中国卒中中心报告》自 2019 年首次出版以来,获得了医院和医务工作者的高度认可。全书系统介绍了我国卒中中心从 2012 年试点到 2018 年间的建设历程,详细介绍了卒中中心的申报流程和认证标准,重点阐述了卒中中心的组织架构、管理模式以及关键适宜技术的推广应用情况,并通过翔实的数据展示了近年来卒中中心建设进展和取得的主要成果。

我国卒中中心建设充分展示了政府主导的中国特色。在各级卫生健康行政部门组织推进下,医疗机构通过整合资源、优化流程、落实多学科协作、规范开展脑卒中防治相关适宜技术等,打造了"以患者为中心"的脑卒中专病诊疗模式,为我国医疗卫生服务供给模式改革和需要多学科协作诊疗的疾病提供了可借鉴的经验。本书作为《中国卒中中心报告》系列的第 2 本专著,进一步总结了 2019 年以来我国卒中中心建设进展和取得的成效。

一是进一步完善了两层四级的卒中中心建设体系。在各级卫生健康行政部门、医疗机构、急救机构及广大医务人员共同参与和积极推动下,2019 年我国卒中中心建设现已建成 30 家示范高级卒中中心,466 家高级卒中中心和 179 家综合防治卒中中心和 898 家防治卒中中心,覆盖全国 100% 的省,80% 的地市 21% 的县。

二是进一步推广了多学科协作的卒中中心救治模式。我国卒中中心建设倡导的多学科协作理念得到了越来越多医院和专家的认可和推崇,围绕"以患者为中心"的诊疗模式,医院诊疗流程不断优化,服务形式持续创新,明显提高了诊疗效率和群众满意度。数据显示,中国卒中中心急救绿色通道工作效率不断提升,以急性脑梗死患者到达医院到开始接受静脉溶栓治疗的时间（DNT）中位数为例，全国卒中中心单位 2015 年 DNT 平均 119 分钟，2019 年已缩短到 56 分钟。三是进一步推动了中国卒中急救地图建设。卒中急救地图作为整合区域内卫生健康行政部门、医疗机构和急救机构资源，实现急性脑卒中快速精准转运的重要抓手，在推动脑卒中防治静脉溶栓和血管内治疗等技术开展，完善区域脑卒中急救工作体系，建立"卒中黄金一小时救治圈"中发挥了重要作用。

四是通过开展"千县万镇卒中识别与分级诊疗行动"，进一步推进了区域卒中分级诊疗协作网络构建。在各地卫生健康行政部门支持下，中国脑血管病专科联盟等积极组织，以"千县万镇卒中识别与分级诊疗行动"等为抓手，通过建立紧密型医联体等模式，将区域内高级卒中中心、防治卒中中心融合在一起，积极开展卒中识别培训、推动及时转诊等工作，逐步推动卒中专病分级诊疗落地，将卒中防治工作向纵深持续不断推进。

本书由国家卫生健康委脑卒中防治工程委员会办公室组织相关专家历时半年编写完成。衷心希望本书能为广大卫生行政管理人员及医务工作者等开展卒中中心建设工作提供参考和指导。因时间仓促，书中难免有挂一漏万之处，欢迎各位读者批评指正。

2020 年 6 月于北京

目录

第三篇　中国卒中中心展望

一、中国卒中中心建设进展

1. 中国卒中中心建设背景

全球疾病负担研究（Global Burden of Disease Study，GBD）数据显示，脑卒中是我国居民死亡的首位病因，我国脑卒中发病率、患病率、复发率和死亡率都高居不下。国家脑血管病大数据平台统计数据显示，2020年我国40岁以上人群脑卒中年龄和性别标准化患病率、发病率和死亡率分别为2.61%、505.23/10万和343.40/10万，2019年脑卒中患者发病一年内复发率为7.48%。根据我国老龄化趋势和第七次人口普查数据测算，2020年我国40岁以上人群中脑卒中患者约为1 780万，卒中新发患者约为340万，卒中相关的死亡患者约为230万。

为降低脑血管病危害，借鉴发达国家的经验，并结合我国医疗实际，提出中国卒中中心建设理念。卒中中心强调发挥卫生健康行政部门的管理组织职责，通过医院统筹多学科协作快速实现对卒中患者的全流程、同质化诊疗与管理，有效降低致残率、致死率，是一种"以患者为中心"的医疗管理模式。

2. 卒中中心管理

国家脑防委根据国家卫生健康委员会印发的《医院卒中中心建设与管理指导原则（试行）》（国卫办医函〔2016〕1235号），结合工作实际，制定了《卒中中心申报认证管理办法》，将卒中中心分为示范高级卒中中心、高级卒中中心（含建设）、综合防治卒中中心和防治卒中中心四级，各级卒中中心均有明确的建设要求和建设标准。

我国医疗机构从实际出发，结合自身条件，按照卒中中心建设标准形成了不同的模式。常见三种卒中中心建设模式包括：（1）融合型卒中中心；（2）协作型卒中中心；（3）嵌合型卒中中心。卒中中心建设强调卒中相关学科紧密协作、无缝连接、快速高效地开展卒中急诊救治工作，标准化、规范化开展脑卒中防治适宜技术，因此，卒中中心建设的过程也是组织管理架构、专业技术水平、信息化建设和区域化协作四个核心内涵不断完善和提升的过程。

国家脑防委不断优化、规范各级卒中中心的申报流程。目前预申报、资质认证、现场培训指导三个核心环节已完成全流程在线管理，有效提升了申报效率。质量控制管理是推动卒中中心规范化建设，保障卒中中心建设质量的重要抓手。目前卒中中心质量控制管理体系主要分国家、省级和卒中中心单位三级。在国家脑防委指导下，由中国卒中中心管理指导委员会组织开展。对高级卒中中心（含建设单位）和综合防治卒中中心开展网上数据质控、现场指导培训、星级考核和不定期的飞行检查和动态管理，促进各卒中中心持续抓好内涵建设，不断提升救治能力和水平。

3. 中国卒中急救地图建设进展

为进一步推动脑卒中急救工作的规范开展，建立区域快速高效的急性期脑卒中救治模式，国家脑防委于 2017 年 6 月正式启动了"中国卒中急救地图建设"工作，于 2018 年 12 月启动了全国统一申报管理的"中国卒中急救地图"，并创建全国统一的中国卒中急救地图管理平台，为各地图参与医院提供免费的信息化数据管理平台。通过 1 年的工作开展，截至 2019 年 11 月，全国已有 100 个城市发布了卒中急救地图，1 400 多家参与医院加入了卒中急救地图。

4. 卒中中心关键适宜技术规范化培训

国家脑防委聚焦卒中防治关键适宜技术，建立了多维度、多层次、点面结合的培训体系，以远程网络培训等新的培训方式和渠道，促进卒中关键适宜诊疗技术规范化。

5. 卒中中心临床科研进展

我国卒中中心建设重视临床科研的规范化，尤其与卒中中心核心技术结合密切的临床科研，不仅成为高级卒中中心的申报、评优的条件，更是卒中中心自身不断发展进步的动力。近年部分卒中中心单位主持及参与的临床科研结果推动了脑卒中诊断治疗的进步，多篇研究论文发表于国际知名杂志。

二、中国卒中中心建设成果

1. 全国卒中中心建设工作进展

2019 年，国家脑防委共组织 20 余批次专家对 200 余家卒中中心进行了现场调研，以查促建，推动了卒中中心建设和防治工作规范化开展。截至 2019 年 12 月，国家脑防委共计授牌示范高级卒中中心 30 家，高级卒中中心（含建设单位）436 家，综合防治卒中中心 181 家，防治卒中中心 717 家。高级卒中中心建设已在全国 30 个省市及建设兵团广泛开展，其中以山东、广东、河南、江苏四省数量最多，宁夏等偏远地区建设发展仍很滞后，西藏和青海两个省份尚未开展高级卒中中心建设。

2019 全年共 466 家高级卒中中心（包括挂牌单位、建设单位）参与数据直报，上报开展溶栓、取栓、手术等脑卒中患者病例的数据合计 156 360 例。其中缺血性脑卒中占 71.55%，脑出血占 16.03%，蛛网膜下腔出血占 6.17%。

脑卒中防治适宜技术的开展逐渐提升，各项技术的开展例数呈现逐渐上升趋势，且质量控制指标提示技术成熟度逐渐提升。2019 年高级卒中中心（含建设单位）技术开展适宜技术开展情况：（1）静脉溶栓 6.1 万余例。入院到给药的时间（Door to Needle Time，DNT）中位数为 46 分钟，并逐渐降低；（2）急性脑梗死血管内治疗 2.6 万例；（3）2019—2020 年度卒中中心急性脑梗死患者静脉溶栓率为 5.64%，介入取栓率 1.45%；（4）颈动脉内膜剥脱术（CEA）6 600 例；（5）颈动脉支架（CAS）18 649 例；（6）动脉瘤介入栓塞术及开颅夹闭术分别为 2.8 万例、1.1 万例。

2. 卒中中心质控与管理分析

依托脑血管病大数据平台，通过诊疗适宜技术病例直报系统对全年直报数据进行统计，分析高级卒中中心（不含建设单位）在治疗过程中的规范化、疗效及安全性等质控指标。数据显示多项指标明显提升，如静脉溶栓 DNT 中位数达到 45 分钟以内，介入取栓血管再通率达到 85% 左右。同时亦发现，各省份在技术开展过程中，存在技术成熟度、规范化程度的差异，提示部分关键核心技术仍有待加强推广。

3. 卒中中心关键适宜技术救治效率分析

数据显示，卒中中心单位开展规范化的溶栓可以有效地降低院内死亡，并减少出院后 3 个月死亡或致残率。

三、中国卒中中心展望

下一步我国卒中中心建设将重点从以下几个方面加强工作：一是健全区域卒中防治体系建设，落实卒中分级诊疗制度；二是推进全国卒中中心建设，持续开展现场培训指导；三是加大人才培养力度，提升脑卒中救治水平；四是培养群众"自己是健康第一责任人"理念。

第一篇　中国卒中中心建设概述

中国卒中中心建设受到国家卫生健康委高度重视，由国家脑防委组织指导并推动建设工作。国家脑防委积极完善卒中中心建设标准、申报认证流程及质控管理办法等规章制度，优化组织管理架构和救治流程，指导我国卒中中心建设规范有序地开展。

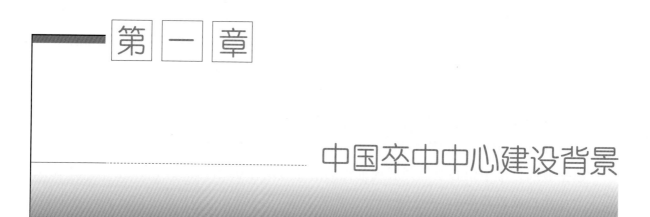

第一章

中国卒中中心建设背景

第一节　中国脑卒中流行病学概况

中国是最大的发展中国家，人口约占世界总人口的五分之一，脑卒中现患人数高居世界首位。全球疾病负担研究数据显示，脑卒中是我国居民死亡的首位病因。根据中国脑血管病大数据平台的统计，我国脑卒中发病率、患病率、复发率和死亡率都高居不下。2020 年，由国家脑防委组织的涉及 31 个省份的 415 个中心的中国卒中流行病学调查。该研究纳入 691 977 名年龄大于或等于 40 岁的成年人，平均年龄为 60.0 岁（标准差：11.0 岁），其中 58.15% 为女性。研究结果显示：我国 40 岁以上人群中经年龄和性别标准化的患病率、发病率和死亡率分别为 2.61%（95% CI：2.57% ~ 2.64%）、505.23（95% CI：488.54 ~ 522.00）/10 万人·年和 343.40（95% CI：329.62 ~ 357.22）/10 万人·年。其中男性患病率（2.94% vs. 2.27%）、发病率（568.78 vs. 440.93/10 万人·

年）和死亡率（368.48 vs.318.04/10 万人·年）显著高于女性（P＜0.001），城市患病率显著高于农村（2.69% vs.2.54%），城市发病率（485.50 vs.520.71/10 万人·年）和死亡率（309.87 vs.369.71/10 万人·年）显著低于农村。据此数据结合第七次人口普查数据测算，2020 年中国约有 1 780 万例卒中患者、340 万例卒中新发病例和 230 万例卒中相关死亡病例。中国脑血管病大数据平台登记的一项覆盖 30 个省份的 222 家三级医院的 304 935 例首发脑卒中患者的随访专项调查显示，发病一年内脑卒中患者复发率为 7.48%。

中国卒中疾病负担在性别、年龄、居住地、种族和地理区域等方面存在巨大差异，这突出表明中国需要一个基础广泛的全国性战略来改善卒中预防并选择更有效和负担得起的干预措施。

第二节　中国卒中中心建设背景

针对脑血管病的全球性危害，参考发达国家的经验，并结合我国医疗实际，提出中国卒中中心建设理念，强调发挥卫生健康行政部门的管理组织职责，通过医院统筹多学科协作快速实现对卒中患者的全流程、同质化诊疗与管理，有效降低致残率、致死率，是一种"以患者为中心"的医疗管理模式。

2012 年，国家脑防委依据国内外经验，组织专家共同制定了《中国卒中中心建设规划和方案》。2015 年，我国卒中中心建设工作正式开展，截至 2019 年 12 月，共完成 30 家示范高级卒中中心、436 家高级卒中中心（含建设单位）、898 家防治卒中中心（含综合防治卒中中心）的建设和认证工作。已覆盖全国 30 个省（区、市）和新疆生产建设兵团，包括 292 个地市、742 个县（区），有力地推进了我国脑卒中防治工作的深入开展。

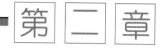

第二章

卒中中心管理

第一节　中国卒中中心建设标准

国家脑防委根据国家卫生健康委员会印发的《医院卒中中心建设与管理指导原则（试行）》（国卫办医函〔2016〕1235号）文件，结合工作实际，制定了《卒中中心申报认证管理办法》，将卒中中心分为示范高级卒中中心、高级卒中中心（含建设）、综合防治卒中中心和防治卒中中心四级（见图2-1），各级卒中中心均有明确的建设要求和建设标准。

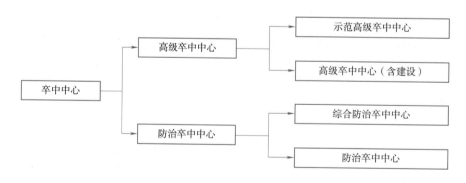

图 2-1　卒中中心四级架构

一、防治卒中中心

防治卒中中心是为脑卒中患者提供最可及、高效的卒中救治服务的医疗机构。防治卒中中心应在区域内高级卒中中心指导下，规范开展脑卒中综合治疗、建立多学科协作的卒中急诊绿色通道、规范开展急性缺血性脑卒中静脉溶栓治疗（＞30例/年）、参与区域脑卒中分级诊疗网络建设；带动和指导辖区内社区和乡镇医院，共同开展脑卒中一级预防和二级预防。

（一）基本条件

1. 二级及以上综合医院或二级及以上脑血管病专科医院。

2. 神经内科、神经外科、急诊医学科、康复医学科等与脑卒中诊疗相关的科室设置齐全。

3. 脑卒中相关诊疗科目已注册，并定期核准校验。

4. 具备从事脑卒中相关诊疗工作的专业技术人员。

5. 建立卒中急诊绿色通道，布局合理，配备满足急性脑卒中患者救治需求的设备设施和药品，脑卒中相关标志、标牌清楚。

6. 设置符合标准的重症监护病房。

（二）管理要求

1. 成立以医院主要负责人为主任，以相关职能部门、临床、医技科室负责人为成员的卒中中心管理委员会，下设办公室挂靠医务科，各级各类人员职责明确。

2. 成立以神经内科、神经外科、急诊科等骨干医师为主体，脑卒中诊疗相关专业医务人员为依托的救治小组。人员分工明确、职责明确。

3. 建立健全保障脑卒中救治质量和安全的相关管理制度、各级各类人员岗位职责。

4. 依据脑卒中有关疾病诊疗指南、技术操作规范及临床路径开展脑卒中诊疗工作，落实定期考核制度及持续改进措施。

5. 积极参与脑卒中临床科研，专人负责脑卒中相关诊疗信息的登记、统计、上报与分析等工作。

（三）建设要求

1. 规范化开展脑卒中一、二级预防。

2. 急诊成立包括急诊科、神经科、介入科、检验科及影像科医师等在内的卒中急救小组，能为脑卒中患者提供 7×24 h 诊断、评估、救治及转运上级卒中中心等基本医疗服务。

3. 卒中救治小组由神经内科或神经外科副主任医师及以上级别医师负责，由经过相关培训的神经内科、神经外科、介入科、康复科、影像科、超声科医师及经过专业培训的护理人员等组成。

4. 能够与辖区内 120 急救中心等急救体系对接；与上级医院建立会诊、远程卒中救助及转诊机制或措施；与社区、乡镇卫生院等基层医疗机构建立对口帮扶或协作关系，开展区域内基层医疗机构人员培训。积极参与地市级卒中急救地图建设工作。

5. 加强脑卒中患者的随访、健康宣教。建立符合标准的脑卒中病历登记、随访系统或数据库。

6. 开展面向群众的脑卒中高危人群筛查、干预和随访。

二、综合防治卒中中心

作为防治卒中中心的标杆，综合防治卒中中心应具备引领防治卒中中心发展方向的能力。综合防治卒中中心要求多学科间能够积极协作，做好脑卒中防治工作。在满足防治卒中中心所有建设要求的基础上，脑卒中防治关键适宜技术的开展，要求能规范开展急性缺血性脑卒中静脉溶栓技术（≥50 例/年）、急性缺血性脑卒中血管内治疗技术（≥10 例/年）及脑出血手术（≥40 例/年）；或规范开展急性缺血性脑卒中静脉溶栓技术（≥80 例/年）及脑出血手术（≥40 例/年）。综合防治卒中中心要求医院卒中中心管理委员会切实发挥工作职责，组建多学科协作团队，积极开展脑卒中防治关键适宜技术规范化培训，规范开展脑卒中救治工作。与区域内高级卒中中心联系，积极参与卒中急救地图医院建设并成为地图医院，推动区域卒中防治网络建设。

三、高级卒中中心

高级卒中中心是区域卒中中心工作体系的骨干，作为区域内卒中诊疗中心、教育培训中心和科学研究中心，接受国家脑防委和专家指导委员会质控管理，进行规范化建设。高级卒中中心能够常规开展脑卒中防治关键适宜技术，同时承担着区域内防治卒中中心等医疗机构的业务指导和技术培训、质控管理等工作。积极推动建立区域内脑卒中双向转诊工作机制，提高区域内整体脑卒中防治能力。

（一）基本条件

1. 三级及以上综合医院或三级及以上脑血管病专科医院。

2. 神经内科、神经外科、急诊医学科、介入医学科、康复医学科等与脑卒中诊疗相关的诊疗科目设置齐全。

3. 脑卒中相关诊疗科目已注册，并定期核准校验。

4. 具备从事脑卒中相关诊疗工作的专业技术人员。

5．开设符合设置标准的脑血管病诊疗病区。

6．设置符合标准的神经重症监护病房，床位8张以上。

7．开设脑卒中专科门诊，能够规范开展脑卒中筛查、高危人群干预及随访。

8．开设脑卒中康复门诊，或与康复医疗机构建立合作关系。

9．建立卒中急诊绿色通道，布局合理，配备满足急性脑卒中患者救治需求的设备设施和药品，脑卒中相关标志、标牌明显。

（二）管理要求

1．成立以医院主要负责同志为主任，以相关职能部门、临床、医技科室负责人为成员的卒中中心管理委员会，下设办公室挂靠医务科，各级各类人员职责明确。

2．成立以神经内科、神经外科、介入医学科、急诊医学科医护人员为主体，脑卒中诊疗相关专业医务人员为依托的救治小组。

3．建立健全保障脑卒中救治质量和安全的相关管理制度、各级各类人员岗位职责。

4．依据脑卒中有关诊疗指南、技术操作规范及临床路径开展脑卒中诊疗工作，落实定期考核制度及持续改进措施。

5．建立脑卒中住院登记及随访登记数据库，积极开展脑卒中临床科研。

6．建立脑卒中患者病历管理、随访管理等制度。专人负责脑卒中相关诊疗信息的登记、统计、上报与分析等工作。

（三）建设要求

1．医院设立脑血管病急诊绿色通道，急诊设立脑血管病专科诊室，建立（7×24 h）急诊值班制度。脑血管病急诊值班人员应为神经内科或神经外科主治及以上职称医师，并经过脑卒中专业培训。

2．建立多学科联合查房制度，成立脑血管病多学科协作小组，共同开展脑血管病防治相关工作，提供多学科协作的诊疗服务。

3．与辖区内120急救中心等急救体系对接；与区域内防治卒中中心等基层医疗机构建立对口帮扶、会诊及双向转诊机制；有能力接收和处置基层医疗机构转运至本中心的脑血管病急诊患者。

4．组建脑卒中急性期溶栓、血管内治疗及外科手术治疗等专业小组。能常规开展急性缺血性脑卒中血管内治疗技术（包括取栓、抽栓、急诊颅内外血管成形等）、颈动脉内膜切除手术、颈动脉血管成形和支架置入术、脑室引流术、颅内血肿清除术、去骨瓣减压术、动脉瘤夹闭或血管内治疗、颅脑动静脉畸形手术及血管内治疗等技术。年完成急性缺血性卒中静脉溶栓例数不少于 60 例，年完成急性缺血性脑卒中介入再通（桥接或直接取栓）例数不少于 20 例。

5. 具备开展脑卒中康复治疗的条件和技术。能够常规开展脑卒中早期康复，常规开展脑卒中物理治疗、作业疗法、语言疗法、认知及心理疗法等康复治疗。

6. 具备经过专业培训的脑卒中健康管理师，专人负责脑卒中高危人群及脑卒中患者健康管理和随访工作。

7. 可开展 CT 和 MRI 的灌注成像、血管成像等检查。能够 24 h 提供医学影像检查诊断服务，对脑卒中患者实施 CT 或 MRI 优先检查；能够 7 × 24 h 进行全脑血管造影和血管功能评估。

四、示范高级卒中中心

示范高级卒中中心要求为三级甲等医院，应为区域内的脑卒中诊疗中心、科研中心、技术指导和质量控制中心等。在满足高级卒中中心所有建设标准的基础上，示范高级卒中中心所在医院的医院卒中中心管理委员会还应做到职责清晰，多学科团队分工明确，卒中中心各项制度运行顺畅，执行到位。在脑卒中防治关键适宜技术开展方面应有突出强项，在全国综合排名和单项技术开展排名应处于领先位置。年完成急性缺血性卒中静脉溶栓例数不少于 80 例，年完成急性缺血性脑卒中介入再通（桥接或直接取栓）例数不少于 30 例。同时要能积极组织协调指导区域内相关医疗机构开展卒中防治工作，构建防治网络体系，牵头组织开展全国或区域脑卒中防治临床科研和技术培训，为脑卒中防治标准化、同质化提供支撑。

第二节　中国卒中中心建设模式

我国医疗机构从实际出发，结合自身条件，按照卒中中心建设标准形成了不同的模式。常见三种卒中中心建设模式如下。

一、融合型卒中中心

融合型卒中中心（脑血管病中心）由神经内科、神经外科和介入科等卒中相关学组人员共同组成独立病区，人员编制和经济核算相对独立（见图 2 - 2）。融合型卒中中心在急诊科设立卒中急救医师和分诊护士团队，根据患者病情需要，卒中中心内各专业学组协同参与急性脑血管病患者诊疗工作。

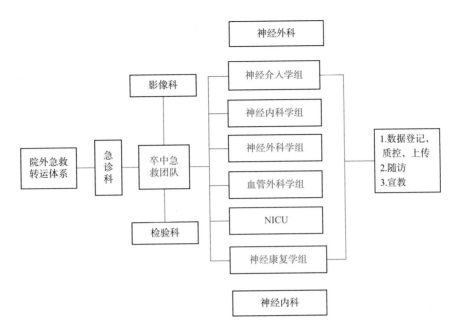

图 2-2 融合型示意

二、协作型卒中中心

协作型即组合型卒中中心由神经内科和神经外科的脑血管病区或脑血管病相关专业人员组合构成，人员编制和经济核算在原科室不变（见图 2-3）。组合型卒中中心在急诊科设立卒中急救团队，根据患者病情需要，由神经内科或神经外科医师进行急性期救治，最后收住相关学科病区。

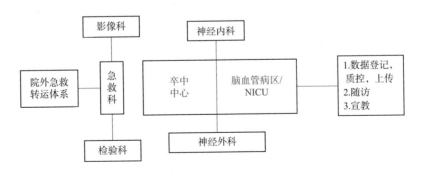

图 2-3 协作/组合型示意

三、嵌合型卒中中心

嵌合型卒中中心隶属于神经内科、神经外科或神经介入科某个优势学科，科室内设立脑血管病区。卒中中心人员为该科室人员（见图 2-4），急诊科、神经内科、神经外科、神经介入科、康复医学科、营养师等其他相关学科专家组成协作组。脑卒中患者由急诊科明确诊断后，由卒中中心人员参与救治。协作组根据患者病情和卒中中心人员需要，参与脑卒中患者的联合救治。

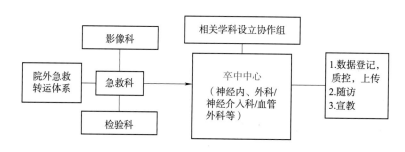

图 2-4　嵌合型示意

这三种模式各有优劣。其中融合型效率最高，融合型急救团队可以做到溶栓、取栓一体化，最大限度地缩短急救时间，但成立融合型卒中中心涉及多学科利益，须克服的困难较多。协作型可以调动相关学科的积极性，在中国易于推进，但是联合效率有待提高，学科融合协作的深度需要持续加强。嵌合型可以依托所在学科的优势资源快速推进卒中中心建设，但院内其他相关学科对嵌合型卒中中心支持的主动性和积极性会受影响。

这三种模式之间可以相互转化。例如，协作型可以成为嵌合型，若协作型中参与卒中中心组成的脑血管病区之一发展速度和规模远超越其他脑血管病区，院内可将此脑血管病区作为卒中中心建设主体，卒中中心模式就成了嵌合型；嵌合型若进驻急诊科，在急诊科设立连成一体的卒中急救团队，则嵌合型就成为融合型。实际情况下，还有这三种模式不同程度的过渡类型。

第三节　中国卒中中心建设的核心内涵

中国卒中中心建设强调卒中相关学科紧密协作、无缝连接、快速高效地开展卒中急诊急救工作，标准化、规范化开展脑卒中防治关键适宜技术，建立分级诊疗体系，提升全国卒中救治能力。因此，卒中中心建设的过程也是组织管理架构、专业技术水平、信息化建设和区域化协作四个核心内涵不断完善和提升的过程。

一、完善的组织管理架构

组织管理是卒中中心建设的重要保障。组织管理是指通过建立组织架构，明确责权关系、制定规章制度等，有效配置有限资源，确保以最高的效率，有效实现组织目标的过程。卒中中心建设，涉及医院内神经内科、神经外科等 10 余个科室的协作，在内部资源有限的情况下，需要医院领导高度重视，给予政策支持，重新进行资源配置，优化流程甚至再造流程，发挥学科融合优势，推动脑卒中防治技术的提升，为人民群众提供快速高效的脑卒中防治服务。医院开展卒中中心建设工作，首要的是须成立由"一把手"担任负责人的卒中中心管理委员会，要求办公室设在医务部门，专人负责卒中中心建设工作的组织和协调。这一举措使医院领导能真正参与到卒中中心建设的工作中，为卒中中心建设的人、财、物顺利推进提供有力保障。

二、先进的专业技术水平

专业技术水平的提升是卒中中心建设的核心工作。卒中中心建设的出发点和最终目的都是让脑卒中患者获得及时、规范的脑卒中救治服务，提高脑卒中防治医疗资源的可及性和获得感。国家脑防委组织专家团队编写了静脉溶栓、取栓、颈动脉支架置入术、颈动脉内膜切除术、动脉瘤栓塞、动脉瘤夹闭、复杂脑血管疾病的诊疗、脑卒中康复等脑卒中防治关键适宜技术的指导规范，为技术的开展提供了标准。《卒中中心现场评估指标》将能否常规、规范开展上述脑卒中防治关键适宜技术作为卒中中心主要的考核指标，推动了技术的普及开展和逐步规范，为技术同质化奠定了基础，促进了专业技术水平的提升。

三、一流的信息化建设

信息化建设是卒中中心建设的有效支撑。通过信息化工作平台的建设，可以将院前急救信息系统与院内诊疗信息系统有效对接，通过数据实时共享，使急诊绿色通道医护人员提前获取患者基本情况、提前挂号等，可有效减少急性患者的延误时间。信息化平台汇聚了院前、急诊绿色通道、体检、门诊、住院、随访等全流程工作数据。依托信息化平台，打造区域脑卒中专病数据库，既为医院长期规范开展脑卒中高危人群和脑卒中患者健康管理提供了方便，也为医院脑卒中相关学科、职能部门开展学科建设和质控管理提供科学的数据支持。

四、持续发展的区域化建设

区域化建设是卒中中心资源共享的有效途径。卒中中心区域化建设是指以区域内示范高级卒中中心为核心，高级卒中中心为骨干，联合防治卒中中心和相关机构共同开展工作，构建脑卒中区域协作与分级救治网络体系。区域内各级卒中中心之间有效协作，逐步实现优质医疗资源下沉，脑卒中防治技术资源共享，医疗服务质量和保障能力不断提升，形成通畅的脑卒中双向转诊通道，为区域内脑卒中患者提供高效的急诊救治、规范化诊疗、院外随访等全流程医疗服务。

第四节　申报认证与动态管理

一、卒中中心管理架构

自 2015 年正式开展卒中中心建设工作以来，国家脑防委不断地探索和实践，逐渐走出了一条以行政为主导、标准统一、多学科协作、全流程管理的中国特色卒中中心建设道路。

首先，明确了中国卒中中心建设管理的四层架构。四层架构分别为：一是国家卫生健康委作为我国卒中中心建设的行政主管部门，主导全国卒中中心建设发展；二是国家脑防委负责指导和推进全国卒中中心建设，对全国卒中中心建设工作开展评估与管理；三是各省（市、区）卫生健康行政部门组织成立省级及地市级卫健委脑卒中防治工作委员会，在国家脑防委的指导下开展区域内卒中中心建设和管理工作；四是医院成立院级卒中中心管理委员会，负责本单位卒中中心的申报认证和建设管理工作。

其次，明确我国四级卒中中心架构和各级管理单位。四级即示范高级卒中中心、高级卒中中心、综合防治卒中中心和防治卒中中心。申报认证和管理由国家脑防委和省级脑卒中防治工作委员会联合开展，其中高级卒中中心（包括示范高级卒中中心、高级卒中中心）由国家脑防委直接管理；综合防治卒中中心由各省脑卒中防治工作委员会择优推荐，国家脑防委和各省脑卒中防治工作委员会共同授牌，接受国家和省级共同管理；防治卒中中心由各省级脑卒中防治工作委员会管理并授牌。

针对高级卒中中心，为切实提升其建设水平，增设 1 年建设期，即所有申请高级卒中中心单位通过初次现场指导评价并合格后，将授予高级卒中中心建设单位。在 1 年的建设期内，各高级卒中中心建设单位须根据专家组现场指导中提出的意见和建议有针对性地开展建设，在 1 年建设期到期后须再次开展现场指导评价，通过评审后授予高级卒中中心正式单位，为期 3 年。

二、卒中中心申报流程

国家脑防委不断优化、规范各级卒中中心的申报流程，目前预申报、资质认证、现场指导记录等三个核心环节已完成全流程在线管理，有效提升了申报效率。

预申报环节需医院填报预申报表，提供卒中中心基本信息、医院简介、相关人员及科室配置、近期脑卒中防治关键适宜技术开展情况等，填报完成后须由医院打印并加盖公章，扫描上传。高级卒中中心申报单位由国家脑防委办公室组织专人对所有卒中中心的预申报信息统一审核及分级。如暂未达到高级卒中中心建设要求的单位将调整为防治卒中中心申报流程，再由各省脑卒中防治工作委员会进行审核。防治卒中中心申报单位信息由省脑卒中防治工作委员会组织人员审核。预申报是医院开展卒中中心建设的启动环节。

在预申报环节通过后，高级卒中中心申报单位须尽快根据《卒中中心建设与管理指导原则（试行）》和国家脑防委制定的七大类包括卒中中心管理、绿色通道建设、学科诊疗流程、多学科协作、二级预防及随访、信息化建设、培训等方面的模板，以及本院实际情况制定相应的政策、制度、流程等，并将文件材料及相关工作记录全部上传，完成资质认证环节。政策、制度、流程等资质认证材料一般须在预申报通过后3个月内整理上传完毕。须注意的是，预申报通过后各单位应按照要求开展卒中中心月度工作数据直报。

资质认证通过审核后，现场指导申请前需卒中中心领导带队，组织卒中中心相关负责人员，前往高级卒中中心培训基地进行卒中中心建设管理和技术等方面的学习培训。培训结束后须按照《卒中中心现场指导评价指标》，逐项对医院相关工作开展情况进行自评打分，并对照失分项中存在的问题逐一进行优化和改进。各项准备完成后，卒中中心申报单位根据医院申报准备情况，在线提出现场指导申请（须提交加盖医院公章的现场指导申请表）。国家脑防委办公室及省脑卒中防治工作委员会将按照工作规划，定期开展卒中中心的现场指导工作。国家脑防委办公室一般每年度开展两批次的现场指导工作，对卒中中心提出的现场指导申请进行集中受理，然后组织专家开展培训并分配任务，逐步开展现场指导工作。

国家卫健委脑防委自2015年开始，逐步建立起卒中中心现场指导评价流程，按照"评审一批，挂牌一批"的原则，对每一家开展卒中中心建设的单位开展现场指导工作。现场指导工作一方面提高了医院重视程度，督促医院不断优化改进；另一方面也作为对各单位工作开展情况评判的主要依据，提高卒中中心建设的含金量。国家脑防委办公室将在每年的中国脑卒中大会及脑卒中防治工程总结会上，对通过现场指导评价的高级卒中中心申报单位和综合防治卒中中心进行授牌及表彰。高级卒中中心建设单位有效期1年，高级卒中中心正式单位和综合防治卒中中心有效期3年，到期前国家脑防委办公室将组织专家前往到期单位进行复评，复评达标后继续授予高级卒中中心正式单位或综合防治卒中中心单位。防治卒中中心由省脑卒中防治工作委员会授牌，原则上有效期3年。

第五节　中国卒中中心动态管理

卒中中心涉及流程改进和多学科合作，如缺乏持续有效的制度建设、主要的管理组织者调整岗位，卒中中心工作就会出现波动或滑坡。为持续推动卒中中心建设，提升工作效能，实现卒中诊疗规范化、同质化、可持续，国家脑防委对卒中中心开展动态管理。建立动态管理模式的主要目标，一是规范卒中中心建设。申报认证阶段通过发布 7 大类 55 个相关建设管理要求的模板为各单位开展卒中中心的规范化建设打下坚实的基础。二是借助信息化手段完善长效工作机制。发挥信息化管理的积极作用，针对建设期、挂牌期等不同建设周期的单位有侧重点地梳理其工作数据并进行分析，不断提升卒中中心管理的科学化、精细化水平。三是探索卒中中心建设的持续改进方法，通过组织专家团队飞行检查、现场指导帮扶等方法，对各单位实行动态数据质控，组织专家分析异常数据，提高不同地区、不同层级、不同类别医疗机构间卒中诊疗同质化程度。四是以问题为导向开展精细化管理。如现场指导培训工作采取资料抽检、现场核查工作流程、暗访检查等多种方式，帮助被检查医院查找薄弱环节，有针对性地反馈意见和提出建议，以实效为目的，因地制宜解决问题，不断提升和优化卒中中心工作效能。持续推动各级卒中中心抓好内涵建设。

动态管理工作主要从以下几个方面展开。

一、发布卒中中心建设规范化模板

为规范卒中中心建设，脑防委办公室组织专家编写并发布了卒中中心建设模板（分为高级卒中中心和防治卒中中心两类）。高级卒中中心包括管理类、卒中中心绿色通道建设、卒中病区诊疗、多学科协作、二级预防及随访、信息化建设和培训教材共 7 大类 41 个主题模板。

高级卒中中心管理类建设模板主要包括 11 个方面，详见表 2-1。

表 2-1　高级卒中中心管理类建设模板

编号	材料内容
1.01	医院关于成立卒中中心管理委员会的红头文件通知
1.02	卒中中心组织架构图
1.03	卒中中心工作模式架构图
1.04	卒中中心救治小组成员构成及职责

编号	材料内容
1.05	医院卒中中心建设管理及质控指导方案
1.06	相关学科主要负责人员从业资质证明
1.07	卒中中心及相关科室标识情况
1.08	卒中急救的功能分区（急诊室）
1.09	时钟统一方案及管理
1.10	卒中中心管理工作会议制度
1.11	院前急救联动机制（鼓励建立1 h卒中急救圈制度）

高级卒中中心绿色通道建设模板包括10个方面的设计，详见表2-2。

表2-2　高级卒中中心绿色通道建设模板

2.01	院前急救基本条件及流程
2.02	先救治后收费流程图
2.03	急诊救治流程
2.04	缺血性脑卒中静脉溶栓治疗流程
2.05	缺血性脑卒中急诊血管内介入治疗流程
2.06	缺血性脑卒中急诊外科治疗流程
2.07	出血性脑卒中急诊外科治疗流程
2.08	急性卒中不同治疗手段的知情同意书
2.09	急性卒中不同治疗手段的适应证及禁忌证
2.10	卒中急诊绿色通道时间节点记录表及达标标准参考值

高级卒中中心卒中病区诊疗建设模板包括8个方面，详见表2-3。

表2-3　高级卒中中心卒中病区诊疗建设模板

3.01	缺血性卒中诊治流程
3.02	出血性卒中诊治流程
3.03	缺血性卒中药物治疗方案
3.04	卒中相关检查流程（包括影像、超声等）

3.05	脑卒中疾病诊疗情况质量控制流程（相关关键指标及质量改进情况）
3.06	院内发生急性卒中处理流程
3.07	脑卒中疑难、危重病例讨论制度
3.08	脑卒中康复治疗流程

高级卒中中心多学科协作模板包括 2 个方面。详见表 2 - 4。

表 2 - 4　高级卒中中心多学科协作建设模板

4.01	多学科联合例会制度
4.02	脑卒中多学科会诊制度

高级卒中中心二级预防及随访工作模板包括 5 个方面，详见表 2 - 5。

表 2 - 5　高级卒中中心二级预防及随访工作模板

5.01	各相关科室卒中筛查制度（心内、内分泌等门诊、病房）
5.02	卒中患者出院指导规范
5.03	卒中患者随访制度（资料）
5.04	卒中患者宣教制度（资料）
5.05	人群健康宣教（资料）

高级卒中中心信息化建设模板覆盖卒中信息化建设（数据采集、上传等），推荐为卒中中心数据库管理制度，详见表 2 - 6。

表 2 - 6　高级卒中中心信息化建设模板

6.01	卒中信息化建设（数据采集、上传等）

高级卒中中心培训资料模板主要包括 4 个制度模板。详见表 2 - 7。

表 2 - 7　高级卒中中心培训资料模板

7.01	卒中中心管理人员培训制度
7.02	卒中中心救治小组培训制度
7.03	相关学科培训制度
7.04	基层医疗机构的培训制度

二、设立高级卒中中心建设周期

高级卒中中心作为卒中中心体系中核心组成部分，承担着区域内卒中防治的主要工作，高级卒中中心的建设需要切实到位。国家脑防委办公室根据工作实际开展情况，从2017年起设置高级卒中中心建设期，为期1年。建设期是让申请高级卒中中心的医院继续根据卒中中心建设的标准和要求，结合自身存在的不足，全面开展本单位卒中中心建设，是高级卒中中心建设的重要阶段。建设期内，各单位重点从组织管理、关键适宜技术开展、多学科融合、绿色通道建设、信息化建设、急救地图建立与分级诊疗落实等方面进一步落实和完善，通过院领导与脑血管病救治团队、团队与其他学科的磨合提升，从思想认识、管理方法、流程诊治等全方位探索实践，逐步形成结合自己单位特点的卒中中心模式。建设期结束后，根据《高级卒中中心现场评价指标》自评达到80%分值的高级卒中中心建设单位可申请开展高级卒中中心现场指导评价工作，考核合格的授予"高级卒中中心"称号。实践证明，通过设立建设期，各医疗机构在院内制度建设、流程改造、关键适宜技术开展等多方面都有明显提升，真正落实卒中中心建设的内涵。

三、开展现场评价与指导培训工作

自2015年启动卒中中心建设开始，国家脑防委办公室坚持"以评促建"的理念，多年来持续开展卒中中心现场指导培训工作，并对整个流程进行不断的优化改进。现场指导培训工作既作为卒中中心考评授牌的重要依据，同时，又通过专家现场走访，实地发现问题、提出问题、解决问题，真正做到以评促建。一方面，不断规范专家组的现场指导评价工作，国家脑防委办公室组建专家库并对专家开展定期培训，确保参与现场指导培训的专家都能掌握最新的现场指导评价指标，提升现场指导的同质化水平。另一方面，定期修订《卒中中心现场指导评价指标》。每年根据现场指导培训专家组反馈的意见和建议，对指标进行修订完善，发挥卒中中心建设的"指挥棒"作用，指引各卒中中心单位了解每年国家卒中中心重点建设任务和目标。

现场评价流程见图2-5。

（一）提升专家指导培训水平

国家脑防委办公室于2017年，在百家卒中中心建设先进单位中，以自愿和医院推荐相结合的原则，遴选近400位卒中防治工作一线的多学科专家，组建了现场指导专家库。每年启动现场指导工作前，对现场培训指导专家开展现场指导工作培训，

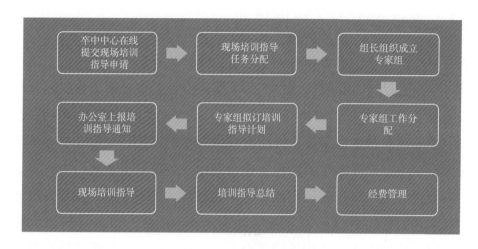

图2-5 现场评价流程

解读工作流程和最新的指导评价标准，不断提升现场指导工作开展的规范化、同质化。

2019年1月和10月分别在北京和上海举行卒中中心现场指导专家培训会。两场培训会共有300余位现场指导专家参加，国家脑防委办公室相关负责同志介绍了现场培训指导工作规划和工作要求，中国卒中中心管理指导委员会专家组分别从卒中中心管理、绿色通道、神经内科、神经外科、神经介入、功能科室、二级预防等方面详细解读了2019版现场指导评分规则中管理部分和技术部分，为现场指导培训工作的同质化开展打好基础。

（二）优化现场指导培训流程

国家脑防委办公室定期组织专家，结合现场反馈意见和建议修订完善现场指导工作流程和内容。在现场指导培训工作中强调对医院脑卒中诊疗流程的规范化和脑卒中诊疗适宜技术开展情况进行评价。现场指导培训工作开展流程不断优化，从2019年现场指导培训工作流程优化调整为专家组到院后第一站直接从急诊科开始，取代之前的会议室座谈开始，确保专家现场走访时间，提升现场指导效率。现场工作开展流程详见图2-6。

（三）完善现场指导培训内容

根据专家反馈意见，国家脑防委办公室积极修订完善《2019年高级卒中中心现场评估指标》，紧扣卒中中心建设难点问题，充分发挥现场评估的指挥棒作用。评估指标分管理和技术两大类，其中管理类总分445分，技术类总分555分。

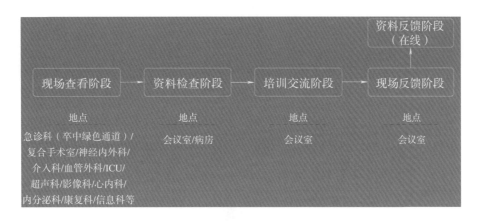

图2-6　现场指导培训工作流程

1. 管理类评估指标

管理类评估指标共包括基本情况、组织管理、区域卒中中心建设工作开展情况、培训及会议举（承）办、参与情况、健康与随访管理、宣教、信息化建设、健康管理9个部分；技术类包括卒中绿色通道、神经内科、神经外科、神经介入、二级预防、功能科室、康复7个部分。

（1）高级卒中中心现场评估指标管理类基本情况详见表2-8，共76分。评分标准重点从医院是否开展相关工作的材料展开。

表2-8　高级卒中中心现场评估指标管理类基本情况详表

评估指标		评审内容
一级指标	二级指标	
基本条件	开展诊疗技术项目要求	能开展急性缺血性脑卒中静脉溶栓，颈动脉内膜剥脱手术，颈动脉血管成形和支架植入术，颅内血肿清除术，去骨瓣减压术，脑室引流术，动脉瘤夹闭手术，颅内动脉瘤血管内治疗，动静脉畸形手术及血管内治疗，急性缺血性脑卒中桥接－动脉溶栓，急诊血管内桥接－取栓，颅、颈段静脉/静脉窦性疾病的诊断和治疗以及脑血管病复合手术
	科室设置要求	建立独立核算的多学科融合的卒中中心/脑血管病中心等
		具有独立设置的神经重症、血管超声、神经介入单元/病区/科室
	卒中中心及相关科室标识要求	在医院周边地区的主要交通要道、医院门诊、急诊的入口处设置醒目的指引标志，引导患者快速到达急诊科/卒中中心
		在门诊大厅、医院内流动人群集中的地方设置醒目的指引标志，引导患者快速到达急诊科/卒中中心
	学科建设情况	卒中相关学科省级和省级以上重点学科（或重点专科）建设情况

续表

评估指标		评审内容
一级指标	二级指标	
基本条件	学科影响力	卒中相关学科人员担任区域内相关专委会副主任委员及以上职务的人员
		卒中相关学科中有卫生主管部门授予的质控中心
	科研成果情况	近三年内新获得省部级、国家级卒中相关科研课题情况
		近一年在核心期刊发表卒中相关论文情况

（2）组织管理主要涉及医院领导重视程度、是否成立卒中中心管理委员会及相关的工作团队、多学科联合工作制度及定期会议制度 5 方面，共 80 分，是管理类考核的重点部分之一，详见表 2－9。组织管理重点考核的是相关制度的落实情况。

（3）区域卒中中心建设工作开展主要涉及卒中分级诊疗落实情况、与急救中心紧密协作情况、卒中急救地图工作开展情况 3 个主要方面，共 80 分，详见表 2－10。区域卒中中心建设工作重点考核的是区域内医疗机构间的工作联动开展情况。

表 2－9　高级卒中中心现场评估指标管理类组织管理详表

评估指标		评审内容
一级指标	二级指标	
组织管理	领导重视程度	领导重视，优先解决卒中中心相关学科建设中的人、财、物问题。有激励卒中相关技术（新技术、开展不佳的技术）开展的政策或措施
	成立卒中中心管理委员会	成立卒中中心管理委员会。院级领导为主任，相关职能部门、临床、医技和信息部门科室负责人为成员，下设办公室在医务部
	成立卒中中心救治团队	成立卒中中心救治团队
	多学科联合工作制度	建立联合查房制度，联合会诊制度，疑难、危重病例联合讨论制度、多学科联合例会制度、多学科联合质控制度
	定期会议制度	每季度：召开 2 次卒中中心管理工作会议
		每月：举行 2 次多学科联合查房或联合会诊
		每周：卒中急诊绿色通道质控会、相关科室开展 1 次疑难、危重病例讨论

表2-10 高级卒中中心现场评估指标管理类区域建设开展详表

评估指标		评审内容
一级指标	二级指标	
区域卒中中心建设工作开展	卒中分级诊疗落实情况	在区域内开展培育和建设防治卒中中心的工作（高级卒中中心建设单位以上级别考核使用，新申请高级卒中中心单位此项不得分）
		接收由防治卒中中心和其他基层医院转诊的复杂、疑难、危重的脑血管病患者
		下转卒中患者到防治卒中中心或其他基层医院继续接受治疗
		与区域内防治卒中中心和其他基层医院等医疗单位共同建立卒中救治网络医联体
	与急救中心紧密协作情况	医院应围绕急性卒中救治与本地区120签署正式的合作协议
	地图管理单位	通过国家脑防委审核并发布或参与区域卒中急救地图。成立地图管理委员会（工作组）
	地图建设	地图单位应联合120急救单位积极定期开展宣传推广、质控管理、培训教育、数据上报等工作

（4）培训及会议举（承）办、参与情况主要包括组织开展培训、参加培训、举办继续教育项目、承办及参与会议5个方面，共70分，详见表2-11。

表2-11 高级卒中中心现场评估指标管理类培训及会议开展详表

评估指标		评审内容
一级指标	二级指标	
培训及会议举（承）办、参与情况	院内人员培训	医院有针对卒中中心管理人员，卒中中心质控人员、救治小组以及相关学科人员的培训制度
		脑卒中防治系列指导规范的培训开展情况
	区域内培训	以学术讲座、业务指导和远程教学等多种方式开展针对二级及以下医疗机构医务人员的脑卒中识别和救治相关知识培训
	参加培训	每年派人到国家卒中中心建设培训基地培训学习，参加国家脑防委脑卒中防治关键适宜技术培训基地相关培训，组织参加巡讲团的培训
	举办继教项目	卒中相关的国家级、省级继续教育项目
	承办会议	承办国家脑防委主办的相关会议及国家脑防委专家巡讲团等活动
	参与会议	每年按要求派人参加中国脑卒中大会、项目启动会、脑卒中工程工作总结会等相关会议
		按要求派人参加中国卒中沙龙、区域卒中中心建设工作会等脑防委组织的相关会议

（5）健康与随访管理主要包括制度要求和随访方式及频次 2 个方面，共 15 分，详见表 2-12。

表 2-12　高级卒中中心现场评估指标管理类健康与随访管理详表

评估指标		评审内容
一级指标	二级指标	
健康与随访管理	制度要求	医院有健康管理与随访的相关制度（包括脑心健康管理师奖励制度）和流程
	随访方式及频次	要求每年召开 2 次区域性心脑健康医患联盟会议，其他随访频次根据病种和病情需要确定

（6）宣教工作开展情况主要包括宣教制度化、宣教内容及方式、宣教场所及设施、参与国家脑防委组织的卒中相关宣传教育活动、对外宣传 5 个方面，共 34 分，详见表 2-13。重点考核医院对外宣传工作开展情况。

表 2-13　高级卒中中心现场评估指标管理类宣教工作开展详表

评估指标		评审内容
一级指标	二级指标	
宣教	宣教制度化	医院有院内脑卒中防治相关知识宣教的管理制度
	宣教内容及方式	院内开展卒中健康教育大课堂，健康知识讲座活动，出院时有健康处方
	宣教场所及设施	院内有播放卒中宣传视频场所；卒中相关科室（病区）（包括心血管、内分泌科）设立健康教育板报、宣传栏、知识角、摆放知识手册等
	参与国家脑防委组织的卒中相关宣传教育活动	近一年按国家脑防委要求开展卒中防治宣传月和世界卒中日及卒中宣传周等活动
	对外宣传	通过电视台录制健教节目，发布网络宣传视频，开通微信公众号进行健康教育宣传，通过报纸、杂志等开展健康教育，开展健康大讲堂、义诊筛查等活动，免费发放脑卒中宣教材料等开展健康教育，提升群众对卒中防治的认识和健康素养

（7）信息化建设主要包括各单位的数据直报和数据共享与对接 2 个方面，共 50 分，详见表 2-14。重点考核的是各单位的数据上报情况。

表 2-14　高级卒中中心现场评估指标管理类信息化建设详表

评估指标		评审内容
一级指标	二级指标	
信息化建设	卒中中心数据直报	使用国家卒中中心建设管理平台卒中中心数据直报系统，并按时完成月度数据直报
	数据共享与对接	院内卒中相关多学科数据共享 与国家数据中心对接（已免费开放端口），实现数据上传

（8）健康管理与随访管理包括人员要求、健康管理和随访 2 个方面，共 40 分，详见表 2-15。重点考核实际工作开展情况。

表 2-15　高级卒中中心现场评估指标管理类健康管理与随访管理详表

评估指标		评审内容
一级指标	二级指标	
健康管理与随访管理	人员要求	要求神经内科、神经外科各病区至少具有 1 名经过专业培训的脑心健康管理师，专职负责脑心健康管理与随访工作，有相关配套政策支持工作开展
	健康管理和随访	对住院患者进行健康管理，对出院患者进行定期随访管理
		建立卒中患者健康管理和随访管理档案，内容完整
		健康管理率要求 100%，随访管理率要求 90% 以上

2. 技术类评估指标

（1）绿色通道部分主要包括医院卒中绿色通道建设的基本条件、信息化建设及脑卒中绿色通道 3 个部分，共 184 分，详见表 2-16。绿色通道重点考核各单位针对急性卒中患者的 DNT、DPT 时间等。

表 2-16　高级卒中中心现场评估指标技术类绿色通道部分详表

评估指标		评审内容
一级指标	二级指标	
基本条件	卒中中心及相关科室标识要求	急诊科分诊、挂号、诊室、收费、影像、抽血、检验、药房等均应设置卒中患者优先标识
		使用国家脑防委统一要求的标识（胸牌、臂章标识），要求标识明显
信息化建设	急诊电子病历	急性卒中患者有急诊电子病历可供查询
	地图及绿色通道信息化建设	积极使用国家卒中急救地图平台及 App（已开通免费版本）

续表

评估指标		评审内容
一级指标	二级指标	
脑卒中绿色通道	科室管理	应设置急诊卒中救治团队，团队中至少包括具有血管内介入治疗能力的副主任医师及以上的医务人员
		设立独立的神经科急诊或脑血管病急诊，并有 7×24 h 独立值班医师
		急诊设置脑卒中溶栓专用床、脑卒中溶栓称重专用设备
		绿色通道常规配备目前常用的脑卒中溶栓药物
		绿色通道病例记录应使用规范化模板
	临床诊疗技术	查看有无绿色通道救治流程与诊疗规范
		急诊脑卒中需要直接血管内治疗（取栓），或溶栓后须桥接血管内治疗（取栓）时，具有脑卒中的急诊血管内治疗处置流程和诊疗规范
		查看有无专职绿色通道护士
		年完成静脉溶栓例数（示范高级卒中中心≥80 例，高级卒中中心≥60 例，高级卒中中心建设单位≥40 例，少于设定例数为否决项）
		入院到开始静脉溶栓治疗时间（DNT）
		患者入院到股动脉穿刺时间（DPT）

（2）神经内科部分详见表 2-17，共 85 分。主要通过随机抽取相关病历查对临床诊疗流程。

表 2-17 高级卒中中心现场评估指标技术类神经内科部分详表

评估指标		评审内容
一级指标	二级指标	
基本条件	床位数要求	独立设置符合标准的神经重症监护病房
神经内科	规范管理	科室应有脑梗死、TIA 等疾病的诊疗指导规范并有根据规范制定的本科室标准化流程
		科室应有明确的病区与卒中绿道对接，如无病区应有明确的脑卒中专业组与绿道对接
	临床诊疗技术	检查针对在院神经内科病房急性脑卒中（未溶栓/取栓）患者完成 NIHSS 评分者所占比率
		针对住院脑卒中患者完成病情程度量化评估的比率［日常生活能力评估（ADL）、吞咽功能评分］

续表

评估指标		评审内容
一级指标	二级指标	
神经内科	临床诊疗技术	缺血性卒中患者在院期间依据国家脑防委指定的相关规范开展（抗凝、调脂、抗血小板及控制血压等）治疗及早期康复方案的情况
		缺血性卒中患者（非病情危重）完成脑、颈血管 CTA 和/或 MRA，或血管超声等检查评估的完成率（48 h 内）
		针对卧床患者或卧床期间患者，有无深静脉血栓形成、卒中相关性肺炎的预防措施
		神经内科病区或者康复科开展脑卒中患者早期床旁康复

（3）神经外科部分详见表 2 - 18，共 85 分。主要通过随机抽取相关病历查对临床诊疗流程。

表 2 - 18　高级卒中中心现场评估指标技术类神经外科部分详表

评估指标		评审内容
一级指标	二级指标	
基本条件	配备仪器、设备	设有复合手术室
神经外科	规范管理	科室有出血性卒中及蛛网膜下腔出血等疾病的诊疗指导规范，并有根据规范制定的本科室标准化流程
	临床诊疗技术	近 1 年内开展复合手术例数
		急性脑卒中患者，围手术期规范化诊疗，是否参照国家脑防委相关规范（重点查看规范化血压管理、规范化抗凝治疗的情况）
		近 1 年，颅内动脉瘤血管内或开颅夹闭治疗例数（示范高级卒中中心 ≥60 例，高级卒中中心 ≥40 例，高级卒中中心建设单位 ≥20 例）
		近 3 年累计完成 CEA 手术例数（示范高级卒中中心 ≥30 例，高级卒中中心 ≥20 例，高级卒中中心建设单位 ≥10 例）
		动脉瘤性蛛网膜下腔出血——完成对患者病情严重程度规范量化评估（Hunt - Hess 评分、NHISS、GCS 等评分）
		CEA 术中实施的监测手段：TCD 术中监测、脑电图、残端压、诱发电位
		动脉瘤性蛛网膜下腔出血入院 24～72 h 内开展 DSA/MRA/CTA 检查，及病因性治疗的完成率情况（非危重或 Hunt-Hess 评分 5 分患者）

（4）神经介入部分详见表 2-19，共 80 分。主要通过抽取相关病历查对工作开展情况。

表 2-19　高级卒中中心现场评估指标技术类神经介入部分详表

评估指标		评审内容
一级指标	二级指标	
神经介入	规范管理	具有脑血管病相关的介入治疗指南、共识、标准化流程或方案文件，并有根据规范制定的工作流程
		急性脑卒中行血管内治疗（取栓）前，导管室、麻醉科等相关科室与绿色通道的协同工作机制和流程
		具备 24 h 脑血管介入治疗能力情况
	临床诊疗技术	急性脑卒中行血管内治疗（取栓）前，医师是否可进行规范的侧支循环和脑灌注评估
		年完成急性脑卒中血管内治疗（桥接或直接取栓）例数（示范高级卒中中心≥30 例，高级卒中中心≥20 例，高级卒中中心建设单位≥10 例，少于设定例数为否决项）
		年完成 CAS 手术例数（示范高级卒中中心≥40 例，高级卒中中心≥30 例，高级卒中中心建设单位≥20 例）
		CAS 围手术期诊疗是否符合国家脑防委相关规范（重点查看规范化血压管理、规范化抗栓治疗、规范影像学评估的情况）
		CAS/CEA，年手术例数的比值
		近 1 年复杂脑血管病技术开展例数（包括 AVM/AVF 栓塞、脊髓血管疾病、颅内静脉源性脑血管病）

（5）二级预防部分详见表 2-20，共 39 分。主要通过随机抽取相关病历查对临床诊疗流程。

表 2-20　高级卒中中心现场评估指标技术类二级预防部分详表

评估指标		评审内容
一级指标	二级指标	
基本条件	科室设置要求	开设卒中筛查和随访门诊，能够开展规范的卒中筛查、高危人群及卒中患者干预、随访
	院内卒中发病流程	制定有具体的应急预案和处置流程

续表

评估指标		评审内容
一级指标	二级指标	
心内科和内分泌科	临床诊疗技术	房颤患者进行 CHADS2/CHA2DS2 - VASc 评分评估卒中风险情况
		抗凝治疗前进行 HAS - BLED 评分对出血风险评估情况
		脑卒中高危患者规范开展脑血管影像评估情况
		医务工作者对脑卒中早期症状识别情况
		房颤患者能否进行经食道超声和/或 CT 增强心脏扫描评估个体化卒中风险情况
		脑卒中高危患者识别评估情况

（6）功能科室部分详见表 2 - 21，共 57 分。主要通过现场查对相关记录开展。

表 2 - 21　高级卒中中心现场评估指标技术类功能科室部分详表

评估指标		评审内容
一级指标	二级指标	
基本条件	配备设备	配备有 CT（64 排或以上）、MRI（3.0T 或以上）、DSA、彩色多普勒超声仪（具有脑颈血管超声成像）、经颅多普勒超声等设备
	开展诊疗技术项目	能开展 MRA、DSA；脑颈动脉、肢体血管彩色多普勒超声；经颅多普勒超声常规检查、术中监测、发泡试验；经胸、经食管心脏超声；磁共振灌注成像检查、24 小时 CT 灌注成像及 CTA 检查、高分辨磁共振血管结构成像检查
功能科室	临床诊疗技术	1. 门诊与住院患者脑、颈血管超声联合检查模式（例/月）；2. 规范化报告抽查（5 ~ 10 份）；3. 颈动脉狭窄与闭塞性病变检出率；4. 侧支循环评估；5. CEA 与 CAS 术前与术后超声复查血运重建成功性；6. 溶栓术后血流再灌注与责任血管超声评估；7. 参加神经内外科联合查房病例讨论（例次/月）；8. 承担院外脑卒中筛查项目；9. CEA 术中 TCD 监测例数；10. CAS 术后随访例数
		1. 多模影像联合评估大血管闭塞、血管畸形、动脉瘤、动静脉瘘等血管病变；2. 参加脑卒中联合大查房或多学科病例讨论
		CT—24 小时/7 天
		CTP/CTA—24 小时/7 天
		医院可以进行 MRI 检查的序列和模式：□T1/T2、□T2 - FLAIR、□DWI、□GRE（SWI、T2 * WI）、□MRA、□MRP（PWI）□MRV、□MRS、□高分辨管壁成像、□扩散张量成像（DTI）检查；□配备相应后处理工作站
		能进行下列检查：血常规（24 小时/7 天）、血生化（24 小时/7 天）、凝血功能（24 小时/7 天）、D 二聚体（24 小时/7 天）、血栓弹力图

（7）康复部分详见表 2－22，共 25 分。主要通过现场走访查看相关记录。

表 2－22 高级卒中中心现场评估指标技术类康复部分详表

评估指标		评审内容
一级指标	二级指标	
康复	科室管理	查看康复病房的设置情况，有无针对脑卒中患者开展康复诊疗的指南／规范和本科室的标准作业流程
	临床诊疗技术	康复医学科能够开展的治疗项目：运动治疗、物理因子治疗（高频、中频、低频等电疗设备及气压循环治疗设备等）、作业治疗、吞咽障碍治疗、言语障碍治疗、认知障碍治疗、传统康复治疗（针灸、推拿等）、康复工程（假肢及矫形器等）、心理治疗

国家脑防委不断完善国家卒中中心建设管理平台，将现场指导申请、管理等全流程开发上线，实现专家组提前在线掌握医院技术开展情况等信息，优化工作流程的同时提升专家组现场指导效率，不断规范现场指导培训工作。2019 年，国家脑防委办公室分别在 3 月和 10 月开展了 2 批次卒中中心现场指导培训工作，组织全国 80 余组脑卒中防治多学科专家团队，对 400 余家医院卒中中心的管理和技术等方面进行培训指导，快速推动了我国卒中中心建设同质化水平的提高。

四、开展卒中中心星级评价

国家脑防委办公室从 2018 年起，在高级卒中中心中试行实施年度星级评价。星级评价从区域卒中防治工作开展、卒中中心内涵建设、信息化建设、防治适宜技术开展情况、宣教培训等多维度展开，实现对各卒中中心单位的全面客观评价。国家脑防委委托中国卒中中心管理指导委员会组织专家组进行，每年一次，最高级为五星，二星及以下卒中中心单位将给予提醒并重点观察单位的组织制度落实、多学科联合工作开展等情况。连续出现两次评级为二星及以下的单位将给予暂缓其高级卒中中心单位直至降级等处理。2018 年共有 30 家高级卒中中心单位获得五星级卒中中心称号，2019 年共有 60 家高级卒中中心单位获得五星级卒中中心称号。

通过动态管理实现对各卒中中心的持续管理，推动各中心持续关注卒中中心的内涵建设，让建成的每一家卒中中心都是人民群众可信赖的卒中防治标兵。

第六节 卒中中心质控管理与培训

一、卒中中心质控体系

质量控制管理是推动卒中中心规范化建设，保障卒中中心建设质量的重要抓手。目前卒中中心质量控制管理体系主要分国家、省级和卒中中心单位三级。

（一）国家级质控管理

在国家脑防委指导下，由中国卒中中心管理指导委员会组织开展。中国卒中中心管理指导委员会专家组对高级卒中中心（含建设单位）和示范防治卒中中心开展网上数据质控、现场指导培训、星级考核和不定期的飞行检查。

（二）省级质控管理

省级质控管理由省级卫生健康委脑防委组织省级卒中专病联盟开展。省级卒中专病联盟成立专家组，负责辖区内防治卒中中心的规划、设置、考核和管理，对辖区内的防治卒中中心单位进行质控考核。同时联合国家培训指导专家组对辖区内高级卒中中心单位进行质控考核，统筹安排、督导卒中救治网络建设，促进卒中中心工作开展及脑卒中防治策略实施。未成立省级卫生健康委脑防委的省份，质控管理工作直接由中国卒中中心管理指导委员会专家组负责。

（三）卒中中心单位质控管理

各单位卒中中心管理委员会肩负对本单位卒中防治工作开展质控管理的职责。具体工作包括：绿色通道建设质控、流程、标准及制度落实情况；多学科合作质控，联合查房、质控例会等落实情况；适宜技术开展质控，人才技术培训、规范指导临床落实情况；防治网络质控，技术下沉、对口帮扶以及分级诊疗落实情况；筛查宣教质控管理，优质服务、区域筛查宣教落实情况；信息化质控，信息化建设、"互联网＋"助力惠民服务落实情况；科研转化质控，参与科研项目、科教研成果落实情况。高级卒中中心单位，除本单位质控外，还承担着培训、指导区域内防治卒中中心建设和质控的工作。示范高级卒中中心承担着指导区域内高级卒中中心、防治卒中中心（包含综合）质控管理的工作。

二、卒中中心质控内容

依据《中国卒中中心建设标准》及《关于加强卒中中心数据直报管理的通知》等文件要求，所有申请及已授牌的卒中中心，均须登录国家卒中中心建设管理平台，完成相关工作数据填报。高级卒中中心（含示范高级、建设单位）及高级卒中中心预申报单位应填报《静脉溶栓/血管内介入治疗数据直报表》《脑出血手术数据直报表》《颅内动脉瘤手术数据直报表》《CEA/CAS 数据直报表》，综合防治卒中中心和防治卒中中心（含综合）应填报《静脉溶栓/血管内介入治疗数据直报表》《脑出血手术数据直报表》，其他表单可选择性上报（见图 2–7）。

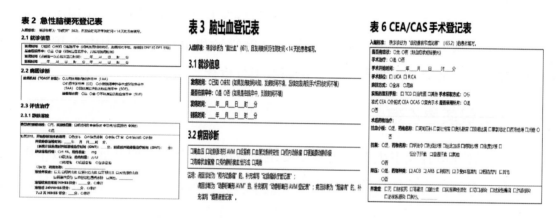

图 2–7　卒中中心相关技术开展登记表样例

工作数据较全面反映了各卒中中心卒中诊疗救治的综合能力，国家脑防委办公室根据工作数据的汇总统计分析，开展工作评价和排名，有力地提升了各卒中中心持续开展工作的积极性。工作数据也为现场指导工作提供了科学依据，专家有针对性地对各单位提出改进建议和意见，推动了卒中中心建设工作同质化开展。

通过数据收集及分析对医院卒中相关学科的救治能力进行评估，选择主要、直接的影响因素，不断改进优化。目前，直报数据平台根据各卒中中心单位每月上报工作数据的数据分析，评估各单位的诊疗救治能力，包括医疗机构对急性脑梗死患者及时检查评估的能力、脑梗死患者救治的及时性；脑梗死急性期规范化诊疗及二级预防情况；医疗机构减少住院期间并发症的诊疗措施执行情况、收住院脑梗死患者病情评估开展情况；对患者术前规范化影像评估的现状、对急性脑梗死患者行血管内治疗的技术水平；医疗机构开展适宜技术安全性等相关质控指标。在卒中中心管理与质控分析部分以相关数据的分析来阐释目前全国卒中中心诊疗工作的变化情况。

三、卒中中心建设培训

国家脑防委每年定期举办中国脑卒中大会、中国脑卒中防治工程总结会等一系列培训会议，同时针对各级行政管理人员召开卒中中心建设的专项管理培训，邀请各省卫生健康委医政部门负责人及高级卒中中心医院领导参加。主要内容为卒中中心建设工作重点解读并宣传推广优秀先进单位的经验。同时，在卒中中心现场指导评价中，引入同现场培训交流相结合的形式，为卒中中心有关管理人员提供学习交流平台，使管理人员及时掌握最新的脑卒中防治形势及政策动向。在促使各级管理者对脑卒中防治工作了解的基础上，增强其对脑卒中防治工作的重视和支持力度，为推动脑卒中防治工作提供有力保障。2019 年共举办 6 期全国卒中中心建设培训会，累计培训 1 500 余人。培训会内容涵盖卒中中心建设工作要点、信息化建设、学科融合、绿色通道建设等多个方面。有力地推动了卒中中心建设的深入开展。

第 三 章

中国卒中急救地图建设

第一节　中国卒中急救地图建设工作概述

急性脑卒中目前面临着公众识别率低、院前转运效率不高、院前院内协作欠佳、院内绿色通道不畅等诸多问题，制约着急性脑卒中患者得到高效、规范的救治。近年来国家脑防委大力推进我国卒中防治体系建设，急性脑卒中院内诊治流程大大优化。为进一步推动脑卒中急救工作的规范开展，打造"区域卒中黄金一小时救治圈"，建立快速高效的急性期脑卒中救治模式，国家脑防委于 2017 年 6 月正式启动了"中国卒中急救地图建设"工作。

一、卒中急救地图运行机制

为解决地图名称、功能、建设标准及标识不统一等一系列问题，在组织"国家卒中急救地图工作委员会"专家多次讨论后，国家脑防委根据国内实际情况，开发了"中国卒中急救地图平台"，按照统一规划、统一标准、统一平台原则，于 2018 年 12 月 1 日正式开展以城市为单位申报管理的"中国卒中急救地图"建设工作，逐步建立以急救系统为纽带，以各级卒中中心为主体的区域脑卒中防治急救工作网络体系。

中国卒中急救地图建设工作应在国家脑防委领导下，各地政府指导和政策支持下，由省级卫生行政部门对本省范围内的各地市卒中急救地图运行进行管理，由市级卫生健康委协调组织区域内具有救治急性脑卒中能力的医院（包括高级卒中中心和防治卒中中心）、院前急救系统等共同建设（见图 3-1）。

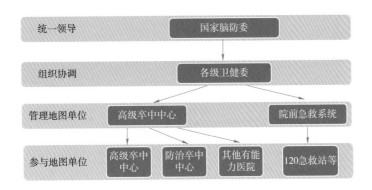

图 3-1 中国卒中急救地图建设模式

自 2017 年启动中国卒中急救地图建设以来，国家脑防委办公室持续推动工作，于 2018 年 12 月启动了全国统一申报管理的"中国卒中急救地图"，并创建全国统一的中国卒中急救地图管理平台和手机应用程序 App，为各地图参与医院提供免费的信息化数据管理平台。通过 1 年的工作开展，截至 2019 年 11 月，全国已有 100 个城市发布了卒中急救地图，1 400 多家参与医院加入卒中急救地图的建设中（见图 3-2）。

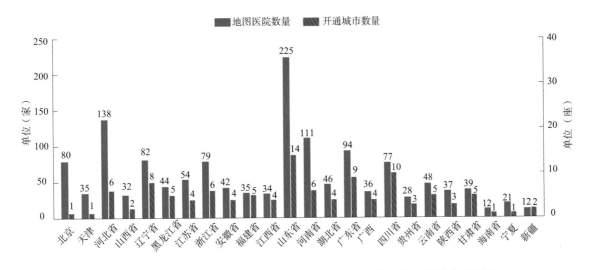

图 3-2 中国卒中急救地图开通省份的城市与医院数量（截至 2019 年 11 月）

二、卒中急救地图建设成效

国家脑防委办公室安排专人通过组织专家编写、征稿等多种方式，汇编科普材料并每周通过卒中急救地图微信公众号开展科普宣教。截至 2019 年 12 月，"卒中地图"微信公众号共推送 100 余篇科普宣教文章，总阅读量近 300 万人次，公众号关注人数达 10 万余人。通过持续开展科普宣教，不断扩大"卒中急救地图"的知名度和影响力，让更多的民众知晓卒中、识别卒中，用好卒中急救地图（见图 3-3）。

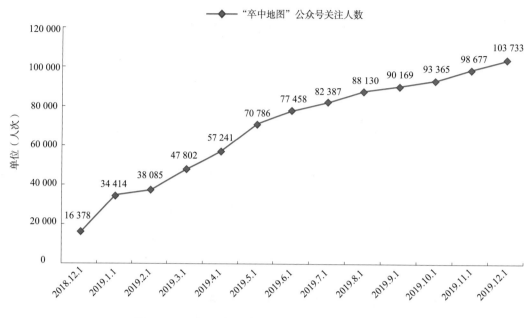

图 3-3 中国卒中急救地图公众号关注人数

截至 2019 年 12 月，共有 185 家医院持续开展了急性卒中病案的上报工作，共上报了近万例急性卒中病案。其中，保定市、沈阳市、大连市、惠州市、聊城市、西安市、白银市、泸州市持续组织地图医院每月进行上报，开展工作较为突出。在上报的病案中，缺血性脑卒中为 7 774 例，占比 84.3%。确诊为缺血性脑卒中的患者中，ODT 时间中位数为 131 分钟，进行静脉溶栓的患者为 5 259 例，DNT 中位数为 46 分钟，静脉溶栓好转率为 49.88%（NIHSS 评分）；进行血管内介入开通的患者 792 例，DPT 中位数为 108 分钟，血管内介入开通好转率为 37.52%（NIHSS 评分）。

国家脑防委办公室于 2019 年 5 月中国脑卒中大会上，首次单独设立"卒中急救地图建设管理论坛"，并于 2019 年 10 月，分别在上海和郑州召开了两场卒中急救工作推进会，组织积极开展卒中急救地图建设工作的卫生行政部门和医疗机构单位进行建设经验的分享和交流。部分工作成绩突出地区的卫生行政部门领导、院前急救系统和地图管理医院负责人分别在论坛上介绍了不同部门间配合的经验，对参会的各单位具有重要的借鉴意义。

三、卒中急救地图建设工作质控管理

卒中急救地图自建设以来，一直重视院前院内卒中急救数据的上报工作，并通过相关数据对卒中急救地图工作开展情况进行质控。2019 年，"中国卒中急救地图平台"共进行了 10 余次更新，目前已基本实现与"国家卒中中心建设管理平台"直报数据的互联互通，避免了重复填报，减少人力成本，同时使用卒中急救地图 App 采集的卒中急救数据也更为准确。卒中急救地图管理平台上线质控分析功能，可以实现对每周、每月等时间段内的卒中急救数据进行质控分析，不仅为医院提供了一个信息化的数据库，还为医院定期质控提供了便捷的工具。

第二节　区域卒中防治体系建设进展

一、区域卒中防治体系建设目标

在各地政府和卫生健康主管部门支持下，由管理医院组织区域内医疗机构申报卒中急救地图，利用先进的"互联网＋"信息技术，推动区域卒中防治网络体系构建，逐步由各地级市卒中急救地图合力构建成一张覆盖全国的卒中救治地图，完成落实分级救治与区域协同并举的"区域卒中黄金一小时救治圈"模式，见图3-4。

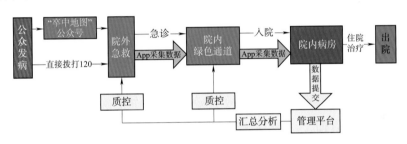

图3-4　"中国卒中急救地图平台"工作模式

二、开展中国千县万镇中风识别行动

（一）启动背景

2019年，"心脑血管疾病防治行动"纳入国务院正式印发的《健康中国行动（2019—2030）》，为进一步加强脑卒中综合防治工作，推动"减少百万新发残疾工程"实施，降低脑卒中危害，保障人民群众健康权益。国家脑防委于2019年脑卒中防治工程总结会上启动"中国千县万镇中风识别行动"。

"中国千县万镇中风识别行动"是一项系统性的活动，需要卫生行政部门、医疗机构、社会和个人共同推进。在卫生行政部门指导下，整合利用好社会资源，充分发挥各高级卒中中心区域辐射作用，大力推进脑卒中急救体系建设，优化脑卒中院前急救转运机制，完善上下级转诊制度，推动卒中规范化诊疗，打造"区域卒中黄金一小时救治圈"。针对社会公众要把专业术语转化成科普语言，让老百姓看得懂、记得住、做得到，提高脑卒中相关疾病知晓率、治疗率和控制率。"中国千县万镇中风识别行动"需要全社会共同关注、共同行动！

（二）管理架构

1. 国家脑防委办公室会同各地高级卒中中心、防治卒中中心成立中风识别行动工作管理办公室，负责中风识别行动工作的整体组织协调和指导管理。

2. 各地高级卒中中心、防治卒中中心按照项目工作要求制订本地区具体工作方案，成立由高级卒中中心、防治卒中中心与乡镇卫生院相关负责人共同组成的卒中识别行动工作办公室，由高级卒中中心、防治卒中中心负责人担任组长，负责组织开展本地区卒中防治知识普及、卒中早期识别及卒中救治有效转运工作。

（三）职责分工

1. 各地高级卒中中心、防治卒中中心，提供技术支持与指导，工作质控，开展学习交流、评估、总结等。

2. 各卒中中心工作办公室要依据工作方案等有关文件，制订具体实施计划，做好前期动员、组织实施、媒体宣传和管理工作，着力制订好卒中及时有效转运机制的对口支援方案，保障中风早期识别及卒中急救有效转运工作正确实施。开展针对基层医疗卫生单位相关人员的卒中识别、急救技术指导、有效转运机制的工作培训。

3. 各乡镇卫生院应明确工作组联系人，将工作开展材料、宣教内容、培训材料、有效转运方案等送往各卒中中心工作办公室。办公室定期审核、做动态管理分析并反馈改进。

（四）工作任务

1. 建立并完善以防治卒中中心为主体、社区卫生服务中心或乡镇卫生院急救站点为网底、高级卒中中心急救站点为支撑的卒中防治网络体系。

2. 加强面向社会大众的卒中健康教育，通过举办健康讲座、健康咨询、义诊活动、开办宣传专栏等方式，提高社会大众对脑卒中的认识，以提高在卒中发生时呼叫院前急救号码的比例。

3. 强化对基层医务工作者的培训，通过举办培训班、现场指导等方式提高基层医务工作者的卒中识别能力，以高级卒中中心和防治中心为依托，培养一批基层医院的卒中救治业务骨干，以点带面形成卒中早期识别、咨询和有效转运的基层卒中救治服务平台。建立县—乡（镇）—村一体化的卒中识别及有效转运救治的长效机制，突破卒中救治瓶颈。

第四章

脑卒中关键适宜技术规范化培训

近年来，我国脑卒中防治工作得到快速推进，取得一定成效，脑卒中关键适宜技术在临床得到广泛推广和运用。从全国脑卒中诊疗情况调查数据看，脑卒中关键适宜技术的开展也存在区域推广差异大、技术种类开展不均衡、人才梯队建设不同步等问题，严重制约着我国脑卒中防治工作的深入开展。脑卒中关键适宜技术规范化是指以目前国内外卒中防治技术的进展和临床经验的综合成果为基础，总结形成一套标准化、操作性强的卒中核心技术的操作流程和质控准则。通过制定标准化技术流程和参数，对卒中防治关键适宜技术进行统一规范，形成各中心共同遵守的，具有普遍性、可操作性和可重复性的技术依据。国家卒中中心网络的高效稳定运行，依赖于同质化的工作流程和标准。只有各级卒中中心遵循统一技术规范，才能最大限度地减少时间、地域和卒中救治人员能力差异造成的救治效果差别，让卒中患者无论何时何地，均能得到规范的、标准的、同质化的诊治，从而提升卒中的救治效率。为推动脑卒中关键适宜技术规范化开展，国家脑防委主导建立了国家—省级—培训基地三级培训网络，开展"规范指导临床"的系列培训工作。

一、国家层面培训措施

为推动卒中关键适宜技术规范化开展，培育打造一批高水平、专业化的脑卒中防治队伍，促进全国各相关医疗机构脑卒中诊疗技术水平整体提升。国家脑防委聚焦卒中防治关键适宜技术，建立了多维度、多层次、点面结合的培训体系。同时，国家脑防委不断探索远程网络培训等新的培训方式和渠道，以促进卒中关键适宜技术规范化。

（一）建立健全培训机制

为推进脑卒中防治工作进展，加强脑卒中关键适宜技术规范化培训，国家卫生健康行政部门发布了《医院卒中中心建设与管理指导原则（试行）》等文件，对脑卒中关键适宜技术和知识培训的工作内容、形式和考核等提出了明确要求。国家脑防委于 2012 年启动"脑卒中高危人群筛查和防治新技术推广项目"，2018 年发布"规范指导临床三年行动计划"纲领。有关项目在财政专项经费支持下，开展脑卒中关键适宜技术知识、理念的专项培训，逐步实现脑卒中防治关键适宜技术推广和技术人才培养工作的"同质化""常态化""可持续化"。

（二）编写发布相关规范教材

为推动脑卒中规范化诊疗，提升脑卒中诊疗效果，国家脑防委组织专家编写《脑卒中健康管理》《脑卒中超声筛查》《脑卒中内科治疗》《脑卒中外科治疗》《脑卒中康复治疗》《脑卒中专科护理》《脑卒中介入治疗》《脑卒中影像学评估》8 部脑卒中筛查与防治系列培训教材和涵盖 24 个专业的《中国脑卒中防治指导规范（合订本）》，出版教材紧跟国内外最新的研究进展和成果，内容贴近临床，实用性强，深受广大医务工作者欢迎。规范化的教材为保证培训内容规范、统一、实用打下坚实基础。

（三）设立适宜技术培训基地

启动培训基地的遴选工作，从全国 100 余家候选医疗机构中遴选出包括脑卒中血管超声诊断技术、内科诊疗技术、影像诊断技术、护理和康复治疗技术、颈动脉内膜剥脱技术、颈动脉支架置入技术、静脉溶栓技术、动脉取栓技术、动脉瘤手术技术共 9 个技术在内的 87 个国家级脑卒中防治关键适宜技术培训基地，为保障培训工作的持续深入开展打下了坚实基础。2019 年，为深入推动全国区域卒中防治体系建设，加强卒中专科医联体分级诊疗工作，进一步提升我国卒中中心整体能力和水平，国家脑防委开展"中国卒中中心培训基地"评选工作，根据我国各高级卒中中心的建设水平、卒中防治关键适宜技术应用、推广和培训能力等情况，授予首都医科大学宣武医院等 26 家单位为"中国卒中中心培训基地"。培训基地综合影响力高、卒中中心建设模式成熟、亮点突出，并具备良好的教学实力。各培训基地作为观摩和培训单位，将严格按照《中国卒中中心培训基地管理办法（试行）》有关要求，落实培训工作职责，为提升我国脑卒中防治工作水平做出新的贡献。

（四）开展相关培训活动

设立"脑卒中防治关键适宜技术全国巡讲团"，以卒中防治关键适宜技术为主题，开展"颈动脉内膜剥脱术""颈动脉支架技术""急性缺血性脑卒中溶栓技术""急性缺血性脑卒中动脉取栓技术""血管超声技术"等关键适宜技术专家巡讲，让专家学者深入基层，特别是老、少、边、穷地区，面向全国各地广大基层卒中救治医务人员开展面对面规范化培训，不断增强基层医务人员的素质和能力，提高基层一线卒中救治的规范化水平。

举办"中国卒中沙龙"，以小范围内病例讨论和具体问题为导向的学习形式，围绕具体病例和具体问题，组织专家学者与卒中防治一线临床医师深入交流讨论，加强共识规范，切实提高培训质量。至2019年，国家脑防委成功举办12期脑心健康管理师培训班，累计培训学员1 000余人，培训内容涵盖神经病学、神经外科学、内科学、康复医学、护理学、营养学、健康管理学等领域，进一步充实了全国脑心健康管理师队伍。为实施脑卒中"防、治、管、康"全周期工作模式提供了人才支持和保障。

国家脑防委分别通过中国心脑血管病网、中国心脑学院、中国心脑健康管理和中国脑心健康管理师微信订阅号、喜马拉雅等网络平台，将相关专业培训、学术会议视频，幻灯片等内容上传分享，缩小空间地域和时间限制，为广大医务人员开展远程网络培训提供了便利条件。

二、省级层面培训工作

各地通过组织以卒中防治相关内容为主题的各类学术会议及培训班，提高区域卒中救治能力，推动区域卒中防治工作的标准化和规范化，如上海市医学会脑卒中分会聚焦卒中防治核心技术，每年定期开展"急性缺血性脑卒中多模式血流重建技术学习班""脑卒中规范化防治研讨班"等各类学术会议和培训班，规范卒中院前院内救治，引领国内卒中救治理念。

三、培训基地运行情况

国家级卒中中心培训基地目前已达26个，各培训基地聚焦卒中防治关键适宜技术规范化，结合自身技术优势，举办高质量脑卒中防治相关学术会议和培训班，辐射周边省市乃至全国。各培训基地已全部自主开展培训，实现对基层一线医师的"手把手"教学。借助各培训基地地理位置优势，可实现对基地周边的基层医务人员反复、长期、系统化培训，不断提高基层医务人员脑卒中救治能力。

目前，覆盖全国的培训构架已基本建立，培训内容也在不断完善。国家脑防委依托培训基地，联合各级学会和各有关部门，为推进脑卒中防治关键适宜技术的规范化，制定了一系列推动政策。在推广策略和政策上，一是实行培训基地淘汰制，对培训基地工作和培训班开展情况进行评价，量化评价指标，不仅关注培训的数量，更注重培训的质量评估。二是加大政策倾斜力度，在财政预算、科研立项等方面向培训基地单位倾斜，鼓励培训基地不断加强卒中防治关键适宜技术规范化培训的力度，不断优化培训工作，提高培训成效。三是完善政策体系，推动卫生行政和医疗保障等部门，研究出台相关保障和激励政策，鼓励基层医务人员，特别是老、少、边、穷地区卒中防治一线工作者主动、积极地接受培训。为监管和保证各级卒中中心的运行质量，制定了详细的卒中防治关键适宜技术质控标准。国家脑防委组织专家，每年定期对各级卒中中心开展现场指导，对卒中防治关键适宜技术推广培训情况进行评价，对不合格的培训基地，根据相关规定予以通报、限期整改，直至取消卒中中心培训基地资格。

2019 年，南京、重庆、上海、天津、常州、漳州等地先后举办脑卒中防治关键适宜技术培训班十余期。培训内容包括急性缺血性脑卒中血管内治疗进展、急救体系建设、影像评估、溶栓技术、取栓技术、围手术期管理、并发症预防和处理、特殊复杂病例的取栓策略以及从失败案例中吸取的经验教训等。培训期间，还进行了急性缺血性脑卒中动脉取栓手术的直播或录播，培训效果得到学员的广泛好评，累计培训 600 余人。

第五章

卒中中心临床科研进展

　　我国卒中中心建设重视临床科研的规范化开展，与卒中防治关键适宜技术结合密切的临床科研，不仅成为高级卒中中心申报、评优的条件，更是卒中中心自身不断发展进步的动力。现将部分卒中中心单位近年来主持及参与的主要临床科研情况做汇总介绍。

第一节　缺血性卒中相关科研

　　"中国急性大血管闭塞性缺血性卒中直接动脉治疗的疗效评估——一个前瞻性多中心随机对照研究"（DIRECT－MT），由海军军医大学附属长海医院神经外科主任刘建民教授领衔，基于2017年的"中国脑卒中高危人群干预适宜技术研究及推广项目"科研专项（GN－2017R0001），在全国41家高级卒中中心单位联合试验。课题成果已于2020年5月在线发表在医学期刊《新英格兰医学杂志》。研究针对时间窗在4.5小时以内的急性前循环大血管闭塞性缺血性脑卒中患者，单独采用血管内取栓术的功能性结局不劣于阿替普酶静脉溶栓联合血管内取栓，从而更大程度上缩短了患者大血管闭塞到开通的时间。该课题共筛选了1 586例患者，最终656例纳入研究。其中，327例随机分配至直接取栓组、329例分配至桥接治疗组。研究结果显示，直接取栓治疗并不比静脉注射溶栓药物后进行动脉取栓治疗效果差；血管成功再通率直接取栓组低于桥接治疗组5.1%，差异无显著性；而90天内患者死亡率直接取栓组低于桥接治疗组1.1%。该研究结果有望进一步简化现有卒中救治流程，提高急性大血管闭塞性缺血性卒中救治效率。相对桥接治疗，患者如果选择直接取栓，更节省救治时间，费用也随之降低。该项研究基于紧密的国际合作，所有试验均由中国医生在国内进行，完善了亚裔人种的病例数据库，为世界急性缺血性卒中的急性期救治贡献了中国卒中中心的经验与智慧。

（一）中国发病 4.5 小时内缺血性脑卒中的静脉溶栓登记（INTRECIS）研究（GN - 2016R0008），是一项前瞻性、多中心、登记研究。该研究由原沈阳军区总医院牵头，陈会生教授作为负责人，旨在分析中国急性缺血性脑卒中静脉溶栓的真实情况，比较不同溶栓药物的疗效和安全性，分析患者院内治疗期间不良事件和并发症发生情况，分析影响治疗效果的因素，评价不同溶栓药物治疗的药物经济学效益。主要终点是溶栓治疗后 90 天预后良好的患者比例（mRS 0 ~ 2 分）。研究结果提示：阿替普酶和尿激酶治疗中国人群的急性轻中度缺血性卒中的疗效与安全性无显著差别。进一步亚组分析提示，尿激酶高剂量组优于低剂量组，然而最佳的尿激酶剂量不清楚。目前该研究处于第二阶段（GN - 2020R0012），基于 INTRECIS 研究的剂量分析，进一步探讨尿激酶溶栓的最佳剂量。

（二）既往的随机对照试验显示，机械取栓术在治疗前循环大血管闭塞引起的缺血性脑卒中患者中具有压倒性优势。但血管内治疗是否有益于椎基底动脉闭塞尚不明确。BEST 研究于 2019 年底于 *The Lancet Neurology* 发表，旨在探讨因椎基底动脉闭塞引起的急性缺血性卒中血管内治疗的安全性和有效性。由东部战区总医院，神经内科刘新峰教授主持的这项在中国 28 个卒中中心开展的多中心、随机、开放标签试验，对椎基底动脉闭塞 8 小时内行机械取栓术的患者进行盲法评估，并将患者随机分配（1:1）进行血管内治疗加标准药物治疗（干预组）或仅标准药物治疗（对照组）。主要结局为基于意向性分析的 90 天改良 Rankin 量表（mRS）评分 0 ~ 3 分（可独立行走）。主要安全性终点为 90 天时的死亡率。次要安全性终点指标包括症状性颅内出血、器械相关并发症以及其他严重不良事件的发生率。在意向性分析中，没有证据表明两组患者 90 天 mRS 评分 0 ~ 3 分的比例存在差异［干预组：28/66（42%），对照组：21/65（32%）；校正后比值比（95% 置信区间）：1.74（0.81 ~ 3.74）］。对主要结果进行预先指定的二次分析（用于评估交叉效应）显示，实际接受干预的患者 90 天 mRS 评分 0 ~ 3 分的比例高于单纯接受标准药物治疗的患者，包括符合方案集［干预组 28/63（44%），对照组 13/51（25%）；校正后比值比：2.90（1.20 ~ 7.03）和实际接受治疗集（干预组 36/77（47%），对照组 13/54（24%）；校正后比值比 3.02（1.31 ~ 7.00）］。尽管干预组症状性颅内出血发生率较高，但两组之间的 90 天死亡率相似［干预组 22/66（33%），对照组 25/65（38%）；P = 0.54］。没有证据表明接受血管内治疗加标准药物治疗的患者与仅接受标准药物治疗的患者的良好预后存在差异。在试验过程中，因患者对指定治疗方案的依从性差、过早终止试验导致的有限样本量以及组间平衡的丧失，可能使研究结果存在偏倚。尽管在意向性治疗分析中没有达到预先指定的主要结局，预先制定的基于符合方案集和实际接受治疗集的二次分析表明，接受血管内治疗的患者可能比仅接受标准治疗的患者有更好的临床结局。后循环急性闭塞的卒中患者接受早期血管内治疗的安全性和潜在获益，仍有待进一步研究与探索。

（三）为了进一步缩小临床实践和指南推荐之间的差距，提高我国脑卒中及短暂性脑缺血发作（TIA）人群的医疗质量，中国卒中学会建立了全国基于医院的脑卒中护理质量评估与改进平台，包括建设临床卒中中心、完善书面护理方案、开展知识培训、建立临床实践循证标准化监控/反馈系统等。截至 2017 年 7 月，共有 1 576 家医院参与了该项目，其中 612 所（38.8%）为二级医院，452 所（28.6%）位于华东地区。总共为 433 264 例急性脑卒中 TIA 患者提供了详细的临床信息和护理质量标准，其中 352 572 例（81.38%）为急性缺血性脑卒中，30 362 例（7.01%）为 TIA，42 080 例（9.71%）为自发性颅内出血，5 505 例（1.27%）为 SAH，2 745 例（0.63%）为未指明脑卒中。该项目为脑卒中或 TIA 患者监测建立了一套丰富的数据库、追踪循证医学在临床实践中的应用、比较不同治疗方案的有效性，并在将来可能与其他数据库对接纵向评估急性脑卒中或 TIA 患者，进一步提高脑卒中患者的护理质量，改善临床预后。此外为了确定多层面质量改善干预能否提高急性缺血性脑卒中（AIS）患者对循证评价指标的依从性，该项目组从 2014 年 8 月 10 日到 2015 年 6 月 20 日共招募来自 13 个省份 40 家公立医院的 4 800 例急性缺血性脑卒中住院患者，随访 12 个月。干预组（20 家医院，2 400 例患者）接受包括临床路径、护理方案、质量协调员监督、评价系统监测和反馈系统等多层面的质量改进干预；对照组（20 家医院，2 400 例患者）延续常规治疗模式。最终，多层面干预可显著改善治疗过程中患者对于循证评价指标的依从性（3.54%，95% 可信区间为 0.68% ~ 6.40%，$P = 0.02$；调整后 $OR_{PA} = 1.39$，95% 可信区间为 1.12 ~ 1.72；$ICC = 0.02$，$P = 0.003$），但改善程度轻微；同时，出院后 3 个月、6 个月、12 个月脑卒中后新发血管事件、残疾风险在试验组中都更低。两组之间在总体死亡率和溶栓治疗出血风险上差异无统计学意义。其相关研究成果已在 JAMA 等知名期刊发表。

（四）北京宣武医院吉训明教授团队，对接受静脉内溶栓（Intravenous Thrombolysis, IVT）的急性脑梗死患者进行了一项随机干预试验。患者按 1:1 的比例随机接受远隔部缺血后处理（Remote Ischemic Postconditioning, RIPC）或标准药物治疗。在对照组中，所有参与者都接受了标准的治疗，包括抗血小板治疗（阿司匹林 100mg 和/或氯吡格雷 75mg），如果 IVT 后 24 小时内的随访 CT 扫描未显示明显的颅内出血，则与阿托伐他汀 20 mg /d 或瑞舒伐他汀 10 mg /d 联合使用。在 RIPC 组中，除了标准的医疗护理外，参与者在 IVT 的 2 小时内即刻进行 RIPC，并于之后重复 RIPC 治疗 7 天。可行性终点是 RIPC 的完成以及从第一次 RIPC 到 RIPC 组中完成 IVT 的时间。安全性终点包括：RIPC

引起的组织和神经血管损伤，生命体征变化，血浆肌红蛋白水平，任何出血性转化以及其他不良事件。30 名患者（15 名 RIPC 组，15 名对照组）在进行 IVT 后招募入组。平均年龄为 65.7 岁 ± 10.2 岁，国立卫生院卒中量表（National Institutes of Health Stroke Scale，NIHSS）评分中位数为 6.5（4.0 ~ 10.0）。RIPC 的完成率为 97.0%。在 RIPC 组中，从第一次 RIPC 到完成 IVT 的平均时间为 66.0（25.0 ~ 75.0）分钟。在 RIPC 组中观察到 1 例出血性转化。两组之间的肌红蛋白水平无明显差异（P > 0.05）。该研究表明，急性脑梗死患者行 rt - PA 静脉溶栓后的远隔部缺血后处理安全有效。

（五）"十三五"国家重点研发计划项目——症状性颅内外大动脉狭窄复发进展预测模型与干预策略研究（2017YFC1307900）由首都医科大学附属北京天坛医院王伊龙教授作为项目负责人。旨在通过多中心颅内外动脉狭窄队列，评估颅内外大动脉狭窄多维评估技术，并建立临床预测模型，探索最佳影像学诊断路径；研发新一代颅内外大动脉狭窄评估技术，研发新一代的颅内外大动脉结构与功能的评价技术；开展强化抗血小板和强化降脂治疗的随机对照试验，探索急性期强化抗血小板和强化降脂治疗的有效性和安全性。

第二节　出血性卒中相关科研

（一）中国颅内动脉瘤计划（China Intracranial Aneurysm Project，CIAP）由北京宣武医院牵头，张鸿祺教授作为项目负责人，依托国家脑防委科研专项（GN - 2016R0004）及科技部"十三五"国家重点专项（2016YFC1300800）——颅内动脉瘤破裂出血早期规范治疗和未破裂动脉瘤出血风险的研究。颅内未破裂动脉瘤的破裂风险是影响临床治疗决策的重要因素，准确筛查出高风险人群并进行早期处理可以显著降低动脉瘤破裂的致死致残率。该计划是针对国人颅内动脉瘤自然病程的一项研究，旨在通过颅内动脉瘤的系列研究，探索研究规范化的破裂动脉瘤早期诊疗模式，形成多维度的未破裂动脉瘤破裂风险评估及临床治疗决策体系，从而形成适合国情的综合性动脉瘤诊疗适宜技术体系。CIAP - 1 针对 5 000 余人进行 1 年期随访并分析其自然病程及破裂风险因素。目前该研究已完成颅内动脉瘤的人工智能化自动识别及栓塞治疗的辅助系统，开发了一种新的基于深度神经网络的全自动检测和分段深度框架，以帮助神经科医生在诊断过程中检出和绘制二维 + 时间血管造影成像（Digital Subtraction Angiography，DSA）序列下的颅内动脉瘤轮廓。其网络结构基于用于医学图像分割和检测的通用 U 形设计，包括一种完全卷积技术，可检测高分辨率 DSA 帧中的动脉瘤。另外，在网络的每个级别都引入了双向卷积长短期存储模块，以捕获跨 2D DSA 帧的造影剂流量的变化。生成的网络将来自 DSA 序列的空间和时间信息，且可以端到端进行训练。在验证实验中，354 个动脉瘤成功检出了 316 个（89.3%），患者水平敏感度为 97.7%，后续研究按照计划进度顺利开展。

（二）由上海华山医院作为牵头单位，周良辅院士作为项目负责人的国家重点基础研究发展计划（973 计划）——脑出血后血液分解代谢产物致伤"豆纹动脉神经复合体"的分子机制研究，已结题。该项目的研究目的是，明确脑出血后铁离子代谢的过程，包括释放、转运、清除等规律及其在"豆纹动脉神经复合体"损伤中的作用和机制，开展脑出血新型驱铁药物的临床转化研究；揭示出血后生物化学危险分子造成"豆纹动脉神经复合体"微环境变化在脑出血远期脑萎缩中的作用机制。目前该项目已有多项发现：发现铁螯合剂 Deferoxamine 在脑出血后脑水肿、神经元死亡及白质损伤中的保护作用；发现 Deferoxamine 减轻蛛网膜下腔出血后血脑屏障破坏，改善认知功能障碍；小胶质细胞极化在脑出血后神经炎症反应及脑白质损伤中的作用机制。

（三）军事医学科学院段炼教授团队于 2019 年首次对烟雾病在中国的流行病学特征进行了分析。调查了 4 128 名烟雾病患者，中位发病年龄为 30.36 岁，发病年龄呈双峰分布，在 35~45 岁的峰值的检出率最高，在 5~9 岁的峰值的检出率较低，男女比例为 1:1。就民族分布而言，烟雾病在汉族多见，少数民族中很少见。短暂性脑缺血（TIA）发作是最常见的初始临床表现（48.13%），其他初始表现包括梗死（22.62%），出血（16.45%）和头痛（5.57%）。在中国的东北地区缺血性烟雾病更为常见，华东地区出血性烟雾病最常见。

第三节　卒中防控相关科研

中国缺血性脑卒中患者的长期结局趋势相关研究较少。四川大学华西医院刘鸣教授团队一项起自 2002 年的前瞻性、连续性登记研究，旨在评估过去 15 年（2002—2016年）中国缺血性脑卒中住院患者纵向结局趋势，并探究影响该趋势的可能因素。研究提示自 2002 年起，缺血性脑卒中患者 3 月和 12 月残疾，和死亡/残疾率呈下降趋势。该趋势可能与患者入院时 NIHSS 评分降低部分相关，反映了公众对脑卒中的早期识别和及时就诊意识有所提高。

由中国医学科学院北京协和医院彭斌教授作为课题负责人的科技部重点专项——脑小血管病队列研究（2016YFC0901004），基于脑小血管病患者临床症状表型的复杂性和诊断标准的不一致性。本课题在脑卒中（缺血性/出血性）人群及缺血性脑白质病变人群等多个脑小血管病高发人群中，应用现有国际上较为通用的入组标准，建立脑小血管病临床研究队列。采用标准化、定量化方法采集包含临床神经功能（神经功能缺损程度、认知功能、运动功能和日常生活能力等）、神经影像、危险因素、临床诊疗和结局信息的多维数据。按照国际标准进行患者的血清、血浆、DNA 采集和存储，建立脑小血管病患者生物样本库。获得不同人群中脑小血管病的患病情况，探索上述人群中各种类型脑小血管病的分布及其疾病负担。

既往研究显示，降低 LDL-C 水平可降低缺血性脑卒中发作风险，但可能增加脑出血的风险。我国一项基于 CKB（中国慢性疾病前瞻性研究的标准化生物银行建设）数据库的研究纳入了 51 万余例患者，并对两者间的相关性进行研究，结果显示，LDL-C 每降低 1mmol/L，缺血性脑卒中与脑出血风险 RR 值分别为 0.75（95% 可信区间为 0.60~0.95）、1.13（95% 可信区间为 0.91~1.40）。对比此前发表的 Meta 分析结果〔RR 值分别为 0.80（95% 可信区间为 0.76~0.84）、1.17（95% 可信区间为 1.03~1.32）〕，提示降低 LDL-C 水平可降低缺血性脑卒中发生风险，但会增加脑出血发生风险。为证实降低 LDL-C 的治疗方式在中国人群中脑卒中风险的整体获益风险比，该研究还按照年龄、性别、BMI、血压等进行分层分析，结果证实了降低 LDL-C 在脑卒中一级预防和二级预防中的显著意义。另一项纳入 9 万例受试者的研究开展了长达平均 9 年的随访，随访过程中 753 例出现脑出血，结果显示，LDL-C 在 70~99mg/dl 的人群与 ≥ 100mg/dl 的人群发生脑出血的风险相似，然而，50mg/dl < LDL-C < 70mg/dl 的人群脑出血风险显著增加，校正 HR 为 1.65（95% 可信区间为 1.32~2.05），LDL-C < 50mg/dll 者更加显著，校正 HR 为 2.69（95% 可信区间为 2.03~3.57），结果证实：LDL-C < 70mg/dl 将增加脑出血风险。

失眠症作为新发现的卒中风险因素被证实可增加首次脑卒中患者死亡风险，失眠症对于脑卒中的预后具有重要影响，影响 12%~57% 的脑卒中患者。一项招募中国 56 家医院 1 273 例急性脑卒中患者，随访时长达 6 年的队列研究表明，38.4% 的脑卒中患者有失眠问题。利用 COX 比例风险模型评估失眠导致脑卒中后死亡风险发现，除年龄（HR = 1.08，95% 可信区间为 1.06~1.10）、1 年内脑卒中复发（HR = 2.53，95% 可信区间为 1.48~4.31）和高血压（HR = 1.62，95% 可信区间为 1.04~2.53）等传统危险因素外，失眠与脑卒中后死亡风险升高显著相关（HR = 1.66，95% 可信区间为 1.10~2.48）。

北京大学第一医院霍勇教授团队的中国脑卒中一级预防研究（China Stroke Primary Prevention Trial，CSPPT）的成果发表，是我国首次正式对外公布的脑卒中一级预防研究，也是世界上首个以脑卒中作为主要终点的大规模叶酸一级预防循证医学研究。CSPPT 研究的主要研究目的是考察与单独使用依那普利片相比，依那普利叶酸片（单片复方制剂）治疗是否可以进一步有效降低不伴脑卒中或心肌梗死病史的原发性高血压患者的脑卒中发生风险。CSPPT研究共纳入20 702例高血压患者，研究结果发现，在不伴脑卒中或心肌梗死病史的高血压患者中，与单用依那普利治疗相比，依那普利联合叶酸治疗（叶酸0.8 mg/d）能够显著降低脑卒中的发病率21%（HR，0.79；95% CI：0.68~0.93）。更重要的是，校正年龄、性别、研究中心、基线收缩压、舒张压和过程收缩压、舒张压后，H型高血压患者（占本研究人群的80.3%，HR，0.78；95% CI：0.66~0.93）较非H型高血压患者获益更为充分（HR，0.94；95% CI：0.62~1.42）。

由吉林大学第一医院作为牵头单位，杨弋教授作为项目负责人，联合清华大学、中科院深圳先进技术研究院、天坛医院、香港中文大学深圳研究院共同参与的科技部国家重点研发计划——数字化脑血流储备功能诊断评估技术及其应用研究（2016YFC1301600），已进行近2年时间。该项目的研究目的是，开发基于磁共振脑血流储备分数评估技术和基于超声的脑血流自动调节评估技术，并开展以脑血流储备评估为指导的强化干预临床试验，解决脑血流储备相关的"理论机制—技术方法—软件转化—临床应用—产业推广"链条式科学问题。

第二篇 中国卒中中心建设成果

第六章

全国卒中中心建设工作进展

第一节 卒中中心建设工作概述

国家脑防委联合各省卫生健康委医政医管部门以及相关专家，成立了国家卒中中心管理指导委员会，大部分省份也由省级卫生行政部门牵头成立了省级脑卒中防治工作委员会，对卒中中心建设开展评审、认证和质量评价工作。2019年，国家脑防委共组织20余批次专家对200余家卒中中心进行了现场调研，以查促建，推动了卒中中心建设和防治工作规范化开展。截至2019年12月，国家脑防委共计授牌示范高级卒中中心30家，高级卒中中心（含建设单位）436家，综合防治卒中中心181家，防治卒中中心717家（见表6-1）。高级卒中中心建设已在各省份及新疆生产建设兵团广泛开展，其中以山东、广东、河南、江苏四省数量最多，中西部建发展相对滞后。

表 6 - 1　截至 2019 年 12 月中国卒中中心各省份和新疆生产建设兵团分布数量

省份	高级卒中中心				防治卒中中心		
	示范高级卒中中心	高级卒中中心	高级卒中中心建设单位	高级卒中中心总数（含建设）	综合防治卒中中心	防治卒中中心	防治卒中中心总数
北京市	1	6	4	11	2	3	5
天津市	1	3	3	7	15	4	19
河北省	2	17	2	21	20	93	113
山西省	0	12	7	19	13	17	30
内蒙古自治区	0	5	5	10	1	22	23
辽宁省	3	11	11	25	0	12	12
吉林省	2	3	1	6	7	4	11
黑龙江省	1	5	7	13	8	12	20
上海市	1	3	1	5	1	6	7
江苏省	4	21	7	32	0	21	21
浙江省	1	14	5	20	9	19	28
安徽省	1	6	10	17	7	39	46
福建省	0	5	6	11	1	11	12
江西省	0	10	1	11	0	7	7
山东省	2	24	18	44	22	90	112
河南省	5	19	8	32	27	35	62
湖北省	3	8	5	16	6	57	63
湖南省	0	9	3	12	2	1	3
广东省	0	18	22	40	5	17	22
广西壮族自治区	0	10	5	15	5	7	12
海南省	0	3	3	6	0	1	1
重庆市	0	4	5	9	2	10	12
四川省	1	17	11	29	10	36	46
贵州省	1	5	3	9	4	32	36
云南省	0	3	6	9	8	105	113
西藏自治区	0	0	0	0	0	0	0
陕西省	1	10	1	12	0	21	21

续表

省份	高级卒中中心				防治卒中中心		
	示范高级卒中中心	高级卒中中心	高级卒中中心建设单位	高级卒中中心总数（含建设）	综合防治卒中中心	防治卒中中心	防治卒中中心总数
甘肃省	0	7	4	11	6	16	22
青海省	0	0	0	0	0	1	1
宁夏回族自治区	0	1	0	1	0	0	0
新疆维吾尔自治区	0	5	4	9	0	16	16
新疆生产建设兵团	0	1	3	4	0	2	2
合计	30	265	171	436	181	717	898

截至 2019 年年底，全国范围内有 335 家高级卒中中心申报单位和 1 019 家防治卒中中心申报单位已通过中国卒中中心管理平台第一步预申报，等待满足半年工作数据汇总及建设条件后进入下一步审核认证。各省份和新疆生产建设兵团预申报单位分布数量见下表（见表 6 - 2）。

表 6 - 2 截至 2019 年年底各省份和新疆生产建设兵团卒中中心预申报单位分布情况

省份	防治卒中中心待审核总数	高级卒中中心待审核数	合计
北京市	7	11	18
天津市	22	2	24
河北省	101	12	113
山西省	36	10	46
内蒙古自治区	40	12	52
辽宁省	12	17	29
吉林省	22	3	25
黑龙江省	25	13	38
上海市	2	7	9
江苏省	36	11	47
浙江省	53	14	67
安徽省	24	19	43
福建省	16	6	22
江西省	9	5	14
山东省	158	33	191
河南省	65	19	84
湖北省	24	7	31
湖南省	3	8	11
广东省	27	34	61

续表

省份	防治卒中中心待审核总数	高级卒中中心待审核数	合计
广西壮族自治区	6	18	24
海南省	2	1	3
重庆市	15	2	17
四川省	60	13	73
贵州省	80	11	91
云南省	78	15	93
西藏自治区	0	0	0
陕西省	27	8	35
甘肃省	42	9	51
青海省	1	0	1
宁夏回族自治区	0	2	2
新疆维吾尔自治区	25	13	38
新疆生产建设兵团	1	0	1
合计	1 019	335	1 354

第二节　直报工作数据统计

一、病种分布

2019 年全年共 466 家高级卒中中心（包括已授牌的示范高级、高级及建设单位）参与数据直报，上报开展溶栓、取栓、手术等脑卒中患者病例的数据合计 156 360 例。其中缺血性脑卒中占 71.55%，脑出血占 16.03%，蛛网膜下隙出血占 6.17%（见图 6-1）。

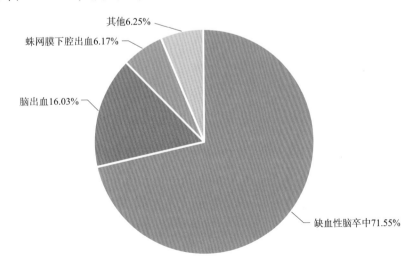

图 6-1　2019 年度高级卒中中心数据直报卒中病种分布比例

二、卒中防治关键技术开展情况

2019 年度 466 家高级卒中中心（包括已授牌的示范高级、高级及建设单位）上报静脉溶栓、取栓、颈动脉内膜剥脱术、颈动脉支架术、动脉瘤夹闭和介入手术等脑卒中防治关键适宜技术的分类统计数据见表 6 - 3。

表 6 - 3　2019 年度高级卒中中心关键技术直报数据情况

月份	单纯静脉溶栓例数	直接取栓例数	桥接取栓例数	CEA 例数	CAS 例数	动脉瘤夹闭手术例数	动脉瘤介入手术例数
1	4 374	1 799	504	406	1 170	817	2 037
2	4 450	1 791	478	249	886	783	1 875
3	4 878	1 807	519	566	1 540	955	2 401
4	4 762	1 657	413	563	1 468	930	2 247
5	5 194	1 902	509	539	1 650	1 024	2 385
6	5 302	1 999	523	563	1 770	998	2 333
7	5 661	1 995	511	651	1 937	985	2 481
8	5 419	2 007	529	669	1 828	884	2 352
9	5 403	1 921	556	619	1 696	996	2 432
10	5 032	1 748	681	502	1 386	979	2 340
11	5 288	1 947	657	607	1 625	1 109	2 727
12	5 616	2 333	794	666	1 693	1 250	2 832
合计	61 379	22 906	6 674	6 600	18 649	11 710	28 442

（一）静脉溶栓和血管内介入再通治疗开展情况

在中国卒中中心建设工作的持续深入推动下，我国急性缺血性脑卒中（AIS）静脉溶栓和血管内介入再通治疗（包括动脉溶栓、机械取栓、导管吸栓、支架置入等）工作得到蓬勃发展。2019 年度，全国高级卒中中心开展静脉溶栓例数 61 379 例（使用药物包括 rt - PA、尿激酶及替奈普酶等其他药物，下同）（见图 6 - 2、图 6 - 3）入院到给药的时间（Door to Needle Time，DNT）中位数为 46 分钟，较去年在静脉溶栓例数明显增加的情况下，DNT 中位时间继续缩短。根据中国脑血管病大数据平台卒中中心直报数据计算，2019—2020 年全国卒中中心急性脑梗死患者静脉溶栓率为 5.64%，较前明显提升。

2014 年（卒中中心建设启动前）AIS 的介入再通仅开展 1 821 例，在卒中中心建设工作的推动下，各类介入再通技术快速普及推广。2019 年度 AIS 的介入再通技术开展均呈现上升趋势，高级卒中中心总计约完成 29 580 例，其中直接取栓 22 906 例，桥接取栓 6 674 例（见图 6 - 3）。2019—2020 年度卒中中心急性脑梗死介入取栓率 1.45%，较以前明显提升。

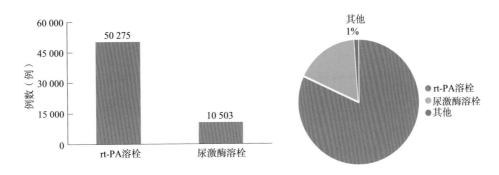

图 6 - 2　2019 年度高级卒中中心静脉溶栓工作开展情况（分药物统计）

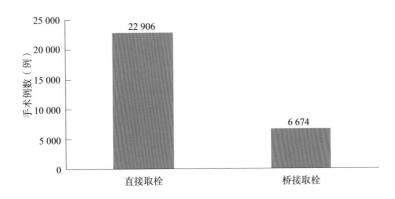

图 6 - 3　2019 年度高级卒中中心直接取栓及桥接取栓的开展情况

（二）CEA 和 CAS 开展情况

CEA 和 CAS 是脑卒中防治工程重点推广的适宜技术，在高级卒中中心建设标准中也有明确要求。在卒中中心建设工作的推动下，这两项技术得到快速推进，手术例数明显增加。2019 年度高级卒中中心 CEA 手术上报例数 6 600 例，CAS 共上报 18 649 例（见图 6 - 4）。

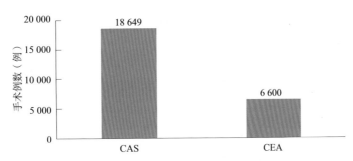

图 6 - 4　2019 年高级卒中中心 CEA 和 CAS 手术例数

（三）动脉瘤介入及外科夹闭开展情况

动脉瘤介入或夹闭手术是动脉瘤性蛛网膜下隙出血治疗的重要手段，也是代表高级卒中中心处理复杂脑血管病的核心技术。2019 年度，颅内动脉瘤的介入栓塞例数发展迅猛，累计完成 28 442 例，已经超过开颅夹闭手术的 2 倍，显示出此项适宜技术巨大的应用潜力，这与微侵袭神经外科理念的发展及神经介入技术的推广普及相吻合（见图 6 - 5）。

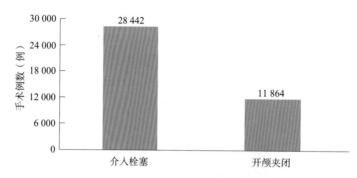

图 6 - 5 2019 年度高级卒中中心动脉瘤性外科及介入治疗开展情况

三、百家高级卒中中心数据对比

统计从 2017 年挂牌成为高级卒中中心的百家医院，汇总其工作数据并分析 2018 年到 2019 年的数据如下。

（一）静脉溶栓工作

上报数据可以看到，百家卒中中心的溶栓工作量趋于稳定，反映随着卒中中心建设工作的持续深入开展，各地卒中中心的工作稳步开展（见表 6 - 4）。

表 6 - 4 2018 年度和 2019 年度百家高级卒中中心溶栓情况对比

年份	单纯静脉溶栓例数	单纯静脉溶栓 DNT 中位数（分钟）	rt - PA 溶栓例数（例）	rt - PA 溶栓 DNT 中位数时间（分钟）	尿激酶溶栓例数（例）	尿激酶溶栓 DNT 中位数时间（分钟）
2018 年上半年	8 245	45	7 137	45	1 108	50
2018 年下半年	9 389	46	8 098	44	1 276	47
2019 年上半年	9 410	40	7 966	40	1 335	44
2019 年下半年	8 731	38	7 445	38	1 117	40
总计	35 775		30 646		4 836	

我国高级卒中中心建设要求 DNT < 60 分钟的患者比例逐步增加，目标达到 75% 以上。百家高级卒中中心 2019 年直报数据显示，中位 DNT 时间已缩短到 40 分钟以内，同比进一步缩短，较全国平均时间也有明显缩短（见图 6 - 6），反映早批高级卒中中心在持续落实内涵建设，提升卒中绿色通道的救治效能。

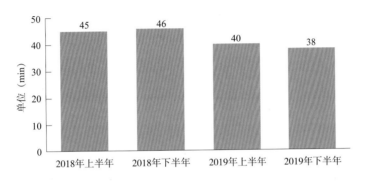

图 6 - 6　2018 年度与 2019 年度百家高级卒中中心静脉溶栓 DNT 中位数对比

（二）其他卒中防治关键技术开展对比

2018—2019 年百家卒中中心的直接取栓、桥接取栓、CEA、CAS、动脉瘤夹闭术和动脉瘤介入术等卒中防治关键适宜技术的开展处于稳中增长态势，反映各卒中中心在稳步提升卒中救治的能力和水平（见表 6 - 5）。

表 6 - 5　2018 年度和 2019 年度百家高级卒中中心关键技术开展情况对比

年份	直接取栓例数	桥接取栓例数	CEA 例数	CAS 例数	动脉瘤夹闭术例数	动脉瘤介入术例数
2018 年上半年	2 211	921	1 389	4 029	3 585	6 626
2018 年下半年	2 374	865	1 396	3 357	2 675	5 468
2019 年上半年	3 143	957	1 438	3 578	2 454	5 698
2019 年下半年	3 000	870	1 815	3 861	2 789	6 424
合计	10 728	3 613	6 038	14 825	11 503	24 216

四、全国综合防治卒中中心数据直报情况

2019 年度防治卒中中心的数据直报显示，2019 年度全国综合防治卒中中心共开展静脉溶栓 22 076 例，其中尿激酶溶栓 6 896 例，占比 31.2%，高于高级卒中中心尿激酶静脉溶栓的比例（见表 6 – 6）。

表 6 – 6　2019 年度综合防治卒中中心关键技术数据直报情况

月份	单纯静脉溶栓例数	rt – PA 溶栓例数	尿激酶溶栓例数	去骨瓣开颅血肿清除术例数	血肿抽吸术例数
1	1 600	1 132	443	149	189
2	1 510	1 094	407	168	196
3	1 630	1 137	476	193	254
4	1 672	1 179	487	203	256
5	1 983	1 340	634	203	301
6	2 034	1 397	626	182	257
7	2 195	1 476	703	168	231
8	2 081	1 340	712	181	256
9	1 940	1 308	612	204	273
10	1 820	1 181	624	219	364
11	1 767	1 199	549	227	348
12	1 844	1 203	623	278	455
总计	22 076	14 986	6 896	2 375	3 380

第三节　卒中防治关键适宜技术进展

卒中中心建设高度重视卒中防治关键适宜技术的推广和普及工作，现汇总中国脑血管病大数据平台 2019 年 1 月到 2020 年 6 月全国各卒中中心包括示范高级卒中中心、高级卒中中心（含建设单位）、防治卒中中心（含综合）等单位上报的卒中中心工作数据，经整理后简要统计分析如下。

一、急性缺血性脑卒中静脉溶栓、取栓技术开展情况

国家脑防委汇总了 2019 年 1 月至 2020 年 6 月急性缺血性脑卒中静脉溶栓及取栓治疗的上报病例并按季度分类。整体来看，溶、取栓工作的开展都逐步增长（见表

6 - 7），其中 2020 年第 1 季度出现数据下降，考虑新冠肺炎疫情导致全国医疗系统正常的诊疗工作受到较大影响。但我们仍发现 2020 年第 1 季度的溶栓的工作量较 2019 年同期仍有 10% 以上的增长（见图 6 - 7），反映全国的卒中中心建设在全国相关医疗机构和广大医务人员的努力下得到持续稳定的发展。

表 6 - 7　2019 年 1 月至 2020 年 6 月全国卒中中心溶、取栓工作量分季度汇总单位（例）

	2019 年 第 1 季度	2019 年 第 2 季度	2019 年 第 3 季度	2019 年 第 4 季度	2020 年 第 1 季度	2020 年 第 2 季度
单纯溶栓	23 554	29 309	31 415	31 522	28 300	32 870
直接取栓	4 367	4 735	4 866	5 145	4 763	6 067
桥接取栓	1 728	1 849	2 001	2 395	2 100	2 484

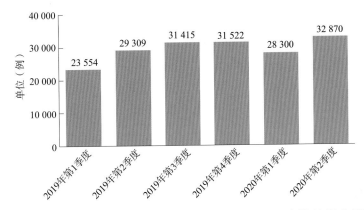

图 6 - 7　2019 年 1 月至 2020 年 6 月全国卒中中心溶栓总量分季度图

比较各季度的取栓数据，发现直接取栓仍占到目前取栓技术开展的大多数，但直接取栓与桥接数量比值有下降的趋势，反映各地卒中中心的桥接取栓增长速度已经超过直接取栓的增长速度（见图 6 - 8）。

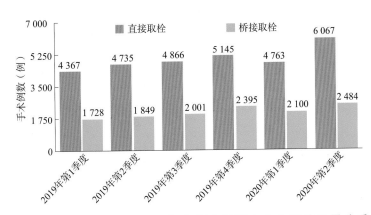

图 6 - 8　2019 年 1 月至 2020 年 6 月全国卒中中心取栓总量分季度图

国家脑防委将取栓技术开展情况按照分省统计，发现各省的取栓手术开展情况存在较大的差距，其中广东、河南、江苏、山东、浙江等省份开展较多，宁夏、内蒙古、云南等省份不理想，考虑受区域经济基础、技术发展速度等多重因素影响（见图6-9）。

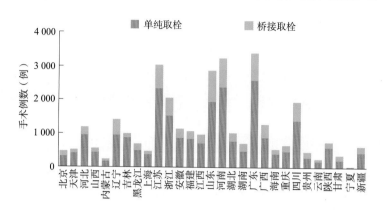

图6-9 2019年1月至2020年6月各省份卒中中心取栓开展情况

二、动脉瘤手术开展情况

动脉瘤手术病例数量自2019年以来逐季度增加，提示全国的卒中中心的动脉瘤手术技术在稳步开展。动脉瘤手术的两种主要术式，介入栓塞术和开颅动脉瘤夹闭术开展出现明显差距，介入栓塞术开展数量超过开颅夹闭术2倍以上，且呈持续增长态势，提示卒中中心选择介入栓塞术明显多于开颅夹闭术（见图6-10）。2020年第1季度同比2019年也有所减少，考虑新冠肺炎疫情对部分择期动脉瘤手术的开展影响较大，但从第2季度开始手术数量有明显回升。

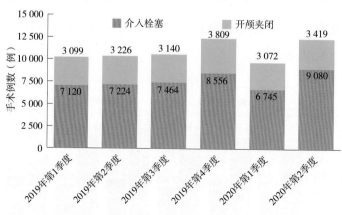

图6-10 2019年1月至2020年6月全国卒中中心动脉瘤手术总量分季度图

三、颈动脉手术开展情况

2019年度开始各季度的颈动脉手术例数较为平稳，2020年第1季度手术量明显下降，考虑主要的原因：颈动脉手术多为择期和预防性手术，受新冠肺炎疫情影响较大，但是可以看到从 2020 年第 2 季度的数据与 2019 年同期相比已经基本趋同，说明颈动脉手术的开展得到明显恢复。同时，我们看到目前我国卒中中心仍以颈动脉支架（CAS）术式为主，颈动脉内膜剥脱术（CEA）的开展比例仍较低（见图 6-11）。按省份统计颈动脉手术开展情况，显示该技术在国内不同省份之间开展情况存在较大的差异。其中山东、江苏、广东等省份颈动脉手术数量明显高于其他省份，而青海、宁夏、贵州等省份开展情况明显欠佳（见图 6-12），说明还要继续加强西部地区的颈动脉手术的宣传培训和推广，提升区域脑卒中的救治能力。

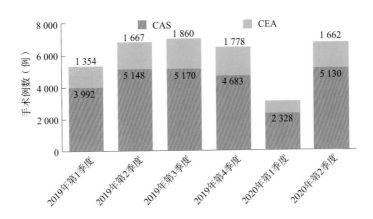

图 6-11　2019 年 1 月至 2020 年 6 月全国卒中中心颈动脉手术（CAS、CEA）总量分季度图

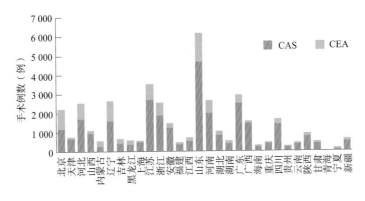

图 6-12　2019 年 1 月至 2020 年 6 月各省份卒中中心颈动脉手术（CAS、CEA）开展情况

四、脑出血手术开展情况

脑出血手术病例直报数据主要来源于防治卒中中心，数据显示，自 2019 年 1 月至 2020 年 6 月，手术例数呈现增长趋势，而且 2019 年第 4 季度和 2020 年第 1 季度有明显增长，反映冬季为脑出血的高发季节，即使疫情防控期间脑出血的手术仍较前有明显增长，说明脑出血的发生受季节影响较大。同时，我们分析目前不同脑出血手术

方式，其中开颅血肿清除术和钻孔血肿抽吸术为脑出血主要的手术方式（见图6－13、6－14）。

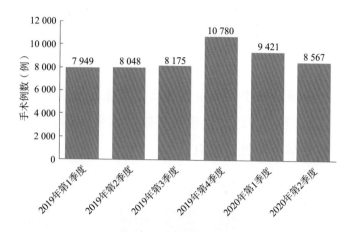

图 6－13　2019 年 1 月至 2020 年 6 月全国卒中中心脑出血手术总量分季度图

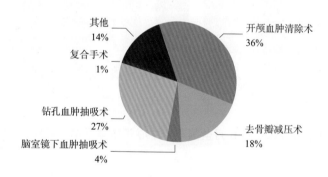

图 6－14　2019 年 1 月至 2020 年 6 月全国卒中中心脑出血手术术式比例图

上述数据统计显示，经过国家脑防委多年来持续开展的卒中中心适宜技术规范化培训推广，脑卒中防治的各项关键适宜技术较以前得到较大范围的普及和推广。但是，我们仍要清楚地看到各项技术普及程度较好的地区仍集中在中东部地区和具有神经学科传统优势科室的地区，西南、西北发展相对较慢，西藏等省（区）尚无相关工作数据上报，下一步我们仍需要加大精准培训力度，着力加强西南、西北地区的适宜技术培训。

曹雷，何毅华

第七章

卒中中心质控与管理分析

第一节 缺血性脑卒中诊疗相关质量控制指标

反映缺血性卒中诊疗全程的重要质控指标分两部分。一是卒中中心绿色通道效率及救治流程重要的医疗质量指标包括：①具有静脉溶栓指征的患者从入院到开始使用静脉溶栓药物的时间（DNT）和从发病到静脉溶栓药物使用的时间（ONT）；②具有需要行脑血管造影来明确大血管闭塞的患者从入院到完成股动脉穿刺的时间（DPT）和从发病到完成股动脉穿刺的时间（OPT）；③入院 48 小时内非心源性脑梗死的抗血小板治疗比例；④吞咽困难筛查率；⑤康复评估率；⑥他汀类药物治疗率。二是缺血性脑卒中的预后指标，包括：①出院患者死亡率；②溶栓和取栓治疗（包括直接取栓和桥接取栓）的并发症发生率、再通率等。根据国家卒中中心建设管理平台的直报数据，对 2019 年至 2020 年第 2 季度高级卒中中心（已授牌单位，不含建设单位）直报数据分析如下。

绿道效率与救治流程质控指标。高级卒中中心（已授牌单位，不含建设）静脉溶栓 DNT 中位数时间、DPT 中位数时间均处于稳中有降的趋势，反映出各高级卒中中心单位能持续抓好卒中急诊绿色通道建设，减少院内诊疗延误时间（见图 7-1、图 7-2）。

取栓治疗的 DPT 时间反映了院内绿色通道建设的综合水平，数据显示，所有取栓病例、桥接/直接取栓病例的 DPT 时间均有逐渐缩短的趋势（见图 7-3）。同时，我们发现桥接取栓与直接取栓相比，DPT 时间延长已稳定在 30 分钟以内，反映各中心静脉溶栓与多模式影像/介入手术室之间的衔接等需要多学科联合开展的工作流程已基本稳定（见图 7-4）。

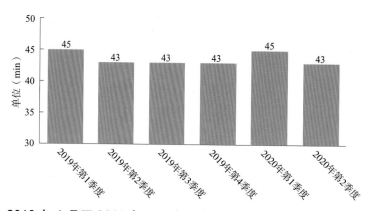

图 7-1　2019 年 1 月至 2020 年 6 月全国高级卒中中心静脉溶栓 DNT 分季度图

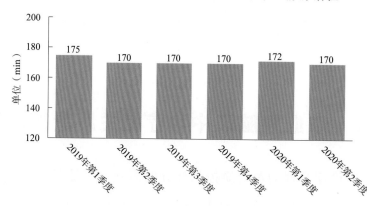

图 7-2　2019 年 1 月至 2020 年 6 月全国高级卒中中心静脉溶栓 ONT 分季度图

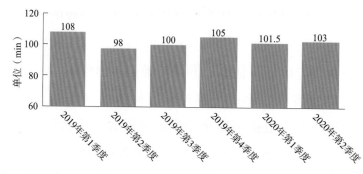

图 7-3　2019 年 1 月至 2020 年 6 月全国高级卒中中心取栓 DPT 分季度图

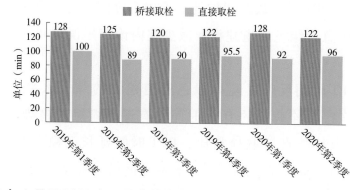

图 7-4　2019 年 1 月至 2020 年 6 月全国高级卒中中心桥接/直接取栓 DPT 分季度对比图

取栓治疗的 OPT 时间反映了包括院前、院内卒中救治流程的综合情况。数据显示，桥接取栓的 OPT 时间从 2019 年第 2 季度开始较前缩短并维持于 240 分钟左右，结合 DPT 时间，可能通过持续的宣教和 120 等急救系统的专项培训，缩短院前救治流程的时间，提升了患者从起病至到达医院的效率，直接取栓的 OPT 时间较长可能与超时间窗取栓患者较多相关（见图 7 – 5）。

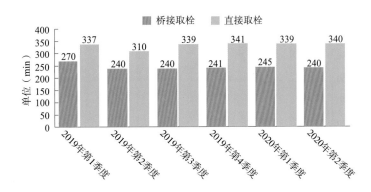

图 7 – 5 2019 年 1 月至 2020 年 6 月全国高级卒中中心桥接／直接取栓 OPT 分季度对比图

一、缺血性脑卒中治疗质控指标

（一）抗血小板药物治疗

非心源性栓塞病因的缺血性脑梗死，除血管再通治疗外，应用抗血小板药物治疗是主要的治疗手段，可降低病情恶化、近/远期复发的风险。除有明确禁忌证的患者，均应使用抗血小板药物治疗。数据显示，目前卒中中心的非心源性脑梗死的抗血小板率维持在 80% 以上，反映部分卒中中心单位对此类患者仍没有常规开展抗血小板药物治疗，缺血性脑梗死的药物治疗规范仍须进一步加强和推广（见图 7 – 6）。

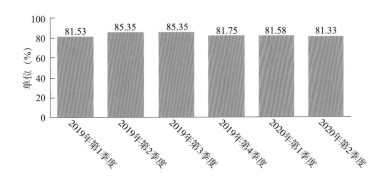

图 7 – 6 2019 年 1 月至 2020 年 6 月全国高级卒中中心非心源性栓塞 48h 抗血小板使用率分季度图

（二）他汀药物使用比例

他汀类降脂药物除降低胆固醇水平外，还具有稳定血管斑块的作用，有利于降低缺血性脑梗死的复发率，除有明确用药禁忌的患者外，均应使用。数据显示，脑梗死患者的他汀类药物使用率稳步提高，并维持在90%以上，反映各卒中中心的他汀类降脂药物使用率较好（见图7-7）。

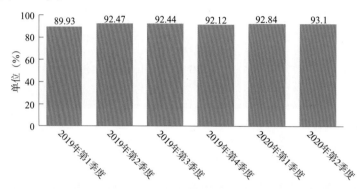

图7-7 2019年1月至2020年6月全国高级卒中中心他汀药物使用率分季度图

（三）吞咽功能评估比例

卒中后神经功能缺损可能导致吞咽功能障碍，及时的吞咽功能评估，有利于及时发现吞咽功能障碍的患者并给予干预，降低吸入性肺炎、营养障碍等并发症发生。数据显示，卒中中心的吞咽评估率呈现上升的趋势，2020年第2季度较2019年第1季度增长了10个百分点，反映各卒中中心逐渐重视并规范开展吞咽功能评估（见图7-8）。

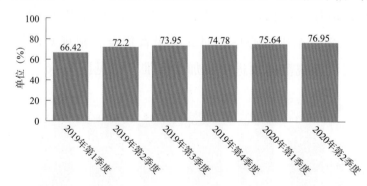

图7-8 2019年1月至2020年6月全国高级卒中中心吞咽评估率分季度图

（四）康复治疗比例

缺血性脑梗死病情稳定后，尽早进行康复治疗有利于降低患者残疾程度，增加恢复正常工作、生活能力的机会，数据显示，各卒中中心的康复治疗率能保持在60%以上，仍有较大的提升空间（图7-9）。

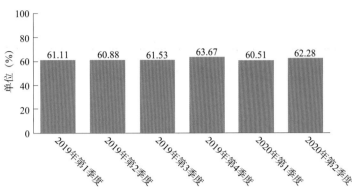

图7-9　2019年1月至2020年6月全国高级卒中中心康复治疗率分季度图

（五）住院天数

缺血性脑梗死患者住院天数反映各中心的整体诊疗能力变化，数据显示，各卒中中心的住院天数中位数基本稳定在9天，较前有所缩短（见图7-10）。

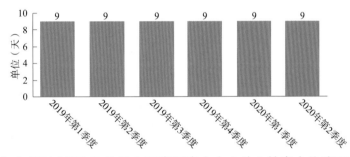

图7-10　2019年1月至2020年6月全国高级卒中中心缺血性卒中住院天数中位数分季度图

二、缺血性脑卒中预后指标

（一）死亡率

缺血性脑卒中患者出院登记死亡数据显示，出院登记死亡率在3%上下窄幅波动（见图7-11），随季节有所波动可能与天气变化产生一定关联，需要进一步观察。

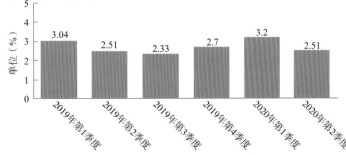

图7-11　2019年1月至2020年6月全国高级卒中中心缺血性卒中出院死亡率分季度图

（二）静脉溶栓并发症率、住院死亡率

我们统计实施静脉溶栓患者出现并发症（包括颅内出血、消化道出血、牙龈出血、其他部位出血、再灌注损伤、血管源性唇舌水肿等）情况，数据显示，并发症的发生率整体出现下降的趋势（见图 7 - 12）。住院死亡率整体也呈现下降的趋势（见图 7 - 13），反映出通过持续的规范化培训，各卒中中心静脉溶栓技术水平不断提升。

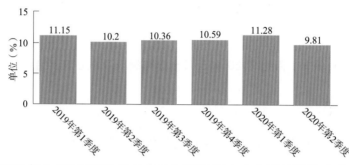

图 7 - 12　2019 年 1 月至 2020 年 6 月全国高级卒中中心溶栓并发症发生率分季度图

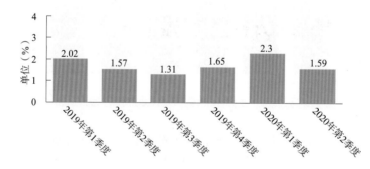

图 7 - 13　2019 年 1 月至 2020 年 6 月全国高级卒中中心溶栓患者住院死亡率分季度图

（三）血管内治疗的再通率

成功的血运重建是指之前闭塞的血管节段达到（mTICI）分级 2b 级或 3 级。再通率为血管内治疗 mTICI ≥ 2b 分级的比例。据统计，目前全国的血管内治疗的再通率（包括直接取栓和桥接取栓两类技术）均为 85% 左右，我们分省统计各省的数据显示，大部分省份血管内治疗的再通率能达到 80% 以上，但海南、甘肃、吉林等省份再通率总体低于 70%（见图 7 - 14）。反映取栓技术的开展在各省份之间存在明显的差距，需要进一步加强取栓技术培训和推广工作，提升卒中救治的同质化水平。

（四）血管内治疗并发症发生率

数据显示，全国各卒中中心的取栓并发症发生率呈现逐渐降低的趋势，控制在

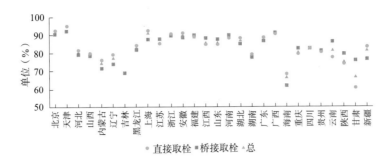

图 7 - 14　2019 年 1 月至 2020 年 6 月各省份高级卒中中心取栓再通率

15% 以下。提示随着血管治疗技术的开展和普及，技术的成熟度在稳步增长（见图 7 - 15）。我们将各省的取栓并发症发生率对比显示，大部分省份取栓并发症发生率在 10% ~ 20% 范围内波动，但云南、陕西、甘肃等省份并发症发生率超过 20%，提示在西部地区开展血管内治疗还不太成熟，并发症发生率较高，需要进一步加强规范化的培训，降低并发症的发生率（见图 7 - 16）。

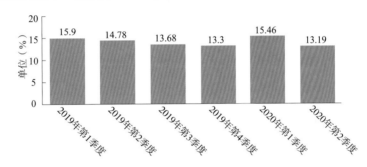

图 7 - 15　2019 年 1 月至 2020 年 6 月全国高级卒中中心取栓并发症发生率分季度图

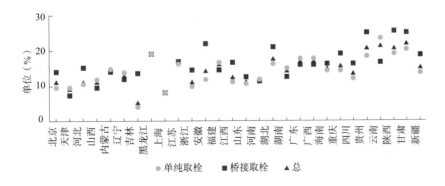

图 7 - 16　2019 年 1 月至 2020 年 6 月各省发生高级卒中中心取栓并发症率

（五）实施血管内治疗患者的出院登记死亡率

我们统计开展直接取栓和桥接取栓患者的出院登记死亡率，数据显示，开展直接取栓和桥接治疗的患者的出院登记死亡率整体上都呈现下降趋势，但桥接治疗的出院登记死亡率仍较直接取栓的死亡率偏高（图 7 - 17）。

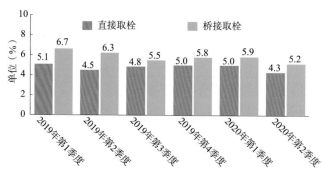

图 7 - 17　2019 年 1 月至 2020 年 6 月各省份高级卒中中心取栓患者出院死亡率分季度图

第二节　出血性脑卒中相关质控指标

原发性脑出血的治疗不仅局限于外科治疗技术，内科降压药物治疗方案、入院吞咽评估、康复治疗等环节也是决定患者预后的重要因素。因此，在卒中中心建设过程中，要兼顾脑出血救治相关的病因筛查、手术及麻醉方式、预后等各个方面，加强院前救治过程中疾病的识别，完善脑出血相关疾病二级预防的健康宣教。脑出血治疗质控指标数据主要来源于防治卒中中心上报的工作数据，随着工作的开展，上报数据会不断完善，也能更加全面地反映防治中心的工作开展的情况。

一、康复治疗

出血性脑卒中病情稳定后，尽早进行康复治疗有利于降低患者残疾程度，增加恢复正常工作、生活能力的机会，数据显示，各卒中中心的康复治疗率达 60% 以上（见图 7 - 18）。

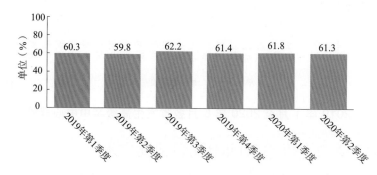

图 7 - 18　2019 年 1 月至 2020 年 6 月全国卒中中心脑出血康复治疗率分季度图

二、脑出血吞咽评估

及时的吞咽功能评估，有利于及时发现吞咽功能障碍的患者并给予干预，降低吸入性肺炎、营养障碍的并发症发生。数据显示，卒中中心特别是防治卒中中心的吞咽评估率整体上呈现上升的趋势，2020年第2季度较2019年第1季度增长超过10个百分点，但是我们也要看到防治中心规范开展吞咽功能评估的比例仅达到35%，还有很大的提升空间（见图7-19）。

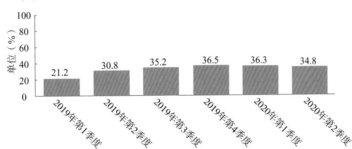

图7-19　2019年1月至2020年6月全国卒中中心脑出血吞咽评估率分季度图

三、脑出血住院天数

根据脑出血患者的平均住院天数显示脑出血的平均住院日呈现稳步缩短的趋势，且并发症发生率和死亡率同趋势降低（见图7-20、图7-21），这可能与脑出血的诊疗规范化提升相关。

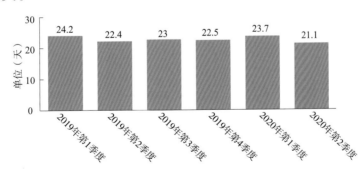

图7-20　2019年1月至2020年6月全国卒中中心脑出血住院天数分季度图

四、脑出血预后指标

脑出血预后指标主要包括脑出血手术并发症发生率、出院死亡率。数据显示，卒中中心开展脑出血的手术并发症发生率呈现逐渐降低的趋势，目前已降到10%以内，出院登记死亡率维持在5%左右（见图7-21）。

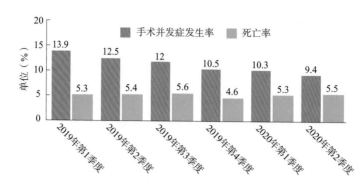

图 7-21　2019 年 1 月至 2020 年 6 月全国卒中中心脑出血手术并发症发生率、死亡率分季度图

第三节　蛛网膜下腔出血及颅内动脉瘤干预治疗相关质控指标

医疗机构开展颅内动脉瘤治疗技术的质量考核应涵盖救治时效性、有效性、安全性等多个方面。我们统计了破裂动脉瘤急诊手术比例、破裂动脉瘤应用尼莫地平预防血管痉挛治疗比例、术后康复治疗率、健康教育率、出院死亡率、并发症发生率等数据。

一、动脉瘤手术率

各卒中中心通过平台上报的颅内动脉瘤病历 90% 以上都进行了手术治疗（见图 7-22），其中破裂动脉瘤手术比例 60% 左右，大约 1/3 的动脉瘤进行了预防性手术治疗（见图7-23）。2020 年第 1 季度破裂动脉瘤比例明显升高，可能与新冠肺炎疫情对开展该技术的高级卒中中心诊治流程的影响相关。

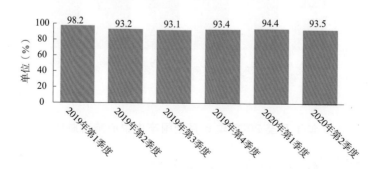

图 7-22　2019 年 1 月至 2020 年 6 月全国高级卒中中心动脉瘤手术率分季度图

分季度统计的全国高级卒中中心动脉瘤手术病例数量呈现逐渐增加的趋势，其中动脉瘤介入栓塞的例数超过开颅夹闭术的 2 倍以上，且增长速度更快。2020 年第 1 季度，

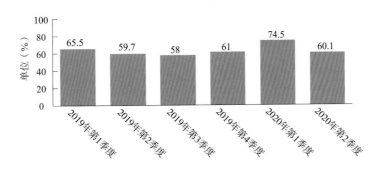

图 7-23　2019 年 1 月至 2020 年 6 月全国高级卒中中心破裂动脉瘤比例分季度图

两种术式的例数均明显下降，结合破裂动脉瘤比例的增加，提示新冠肺炎疫情可能对未破裂动脉瘤的确诊发现及手术治疗产生一定的影响（见图 7-24）。

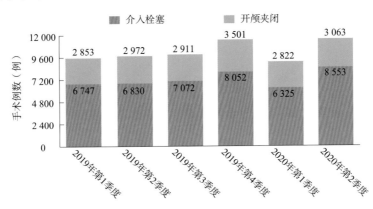

图 7-24　2019 年 1 月至 2020 年 6 月全国高级卒中中心动脉瘤手术例数分季度图

二、破裂动脉瘤应用尼莫地平预防血管痉挛治疗比例

动脉瘤破裂性蛛网膜下腔出血最常见的并发症为血管痉挛，可导致脑缺血、脑梗死，增加残疾、死亡的风险。尼莫地平可有效地防治动脉瘤破裂后引起的血管痉挛。数据显示，卒中中心破裂动脉瘤使用尼莫地平预防血管痉挛的比例逐渐增高，并维持在90％以上，反映破裂动脉瘤的规范化治疗水平逐步提升（见图 7-25）。

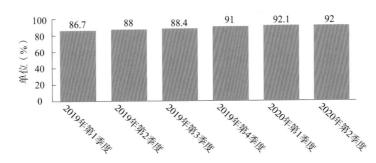

图 7-25　2019 年 1 月至 2020 年 6 月全国高级卒中中心破裂动脉瘤尼莫地平使用率分季度图

三、动脉瘤手术后康复治疗率、健康教育率

术后及时地进行康复治疗是有效降低动脉瘤术后致残的重要手段之一。数据显示，我国高级卒中中心动脉瘤术后开展康复治疗的比例在逐步升高，但是到目前为止仍只有40%左右，比例仍偏低。同时对患者开展健康教育也是降低致残、复发的手段之一，各高级中心积极开展健康教育，基本稳定在95%以上（见图 7 - 26）。

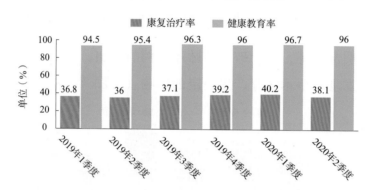

图 7 - 26 2019 年 1 月至 2020 年 6 月全国高级卒中中心动脉瘤手术康复治疗率、健康教育率

四、住院时间

动脉瘤患者住院时间反映高级卒中中心治疗动脉瘤及蛛网膜下腔出血等复杂脑血管疾病的综合能力，数据显示，高级卒中中心动脉瘤患者住院时间逐渐缩短，高级卒中中心的综合治疗能力在稳步提升（见图 7 - 27）。

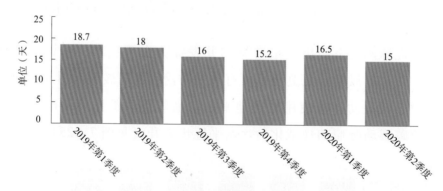

图 7 - 27 2019 年 1 月至 2020 年 6 月全国高级卒中中心动脉瘤住院天数分季度图

五、动脉瘤患者不同手术类型并发症发生率、出院死亡率（手术/未手术）

动脉瘤破裂导致蛛网膜下腔出血为高致死性疾病，早期手术治疗是降低患者死亡率

的关键措施。数据显示，全国高级卒中中心动脉瘤手术（包括介入栓塞和开颅夹闭）的并发症发生率呈现下降趋势（见图7-28）。动脉瘤患者登记死亡率显示，未手术患者死亡率较手术患者明显升高，可能与未手术患者自身病情较重（H-H分级4-5级居多）相关（见图7-29）。

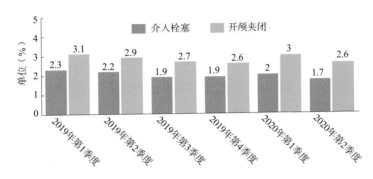

图7-28　2019年1月至2020年6月全国高级卒中中心动脉瘤手术并发症发生率分季度图

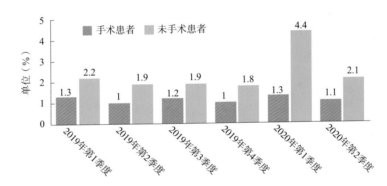

图7-29　2019年1月至2020年6月全国高级卒中中心动脉瘤患者死亡率分季度图

第四节　CEA 和 CAS 手术相关质量控制指标

CEA（颈动脉内膜剥脱术）和CAS（颈动脉支架）均为治疗颈动脉粥样硬化性狭窄、预防卒中发生的有效手术方式。脑卒中防治工程多年来大力推广CEA手术，但数据显示，各省高级卒中中心颈动脉手术开展程度差距较大，山东、江苏等省份开展例数较多，宁夏、云南、贵州等地开展一般（见图7-30）。

一、CEA 和 CAS 开展比例

我们比较CEA和CAS手术在各省的开展情况，统计CEA比例〔计算方法：CEA比例=CEA手术例数/（CEA+CAS）手术总病例数〕。数据显示，各省CEA比例大多

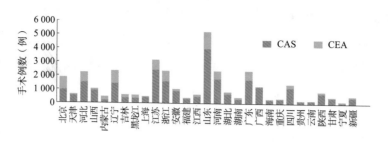

图 7-30　2019 年 1 月至 2020 年 6 月各省高级卒中中心颈动脉手术（CAS、CEA）开展情况

低于 50%，约半数的省、直辖市的高级卒中中心，CEA 比例已超过 20%，其中，北京 CEA 比例较高，接近 50%；另外，数据显示，内蒙古和宁夏比例达到 50% 以上，考虑是两种手术开展的总量都较少带来的数据失真（见图 7-31）。反映出目前国内 CAS 手术仍是颈动脉粥样硬化性狭窄治疗的主要方法。虽然 CAS、CEA 两种手术方法的疗效及安全性相当，但 CEA 具有费用低廉、复发率低等特点，在欧美国家已开展 CEA 数十年，每年 CEA 手术大约 10 万例，而我国目前每年 CEA 手术大约 6 000 例，根据人口及发病率计算，CEA 手术比例远远低于欧美国家。大力推广 CEA 有利于降低缺血性卒中发病率、减轻社会经济负担。

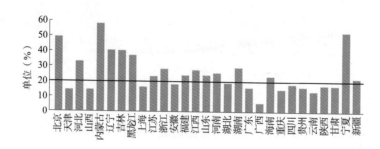

图 7-31　2019 年 1 月至 2020 年 6 月各省高级卒中中心颈动脉手术 CEA 比例对比

二、CEA 和 CAS 术后抗血小板治疗

CEA 和 CAS 术后抗血小板治疗是防治手术后急性血栓形成、再狭窄等并发症的重要手段。CEA、CAS 术后抗血小板率为衡量高级卒中中心规范开展颈动脉手术的重要指标。对比 2019 年 1 月至 2020 年 6 月各省高级卒中中心的直报数据，大部分省份 CEA 术后抗血小板率达到 95% 以上，CAS 术后抗血小板率达到 98% 以上，但仍有部分省份抗血小板率偏低，如黑龙江省 CEA 术后的抗血小板比例低于 75%，反映部分地区围手术期管理及规范化流程有待提高（见图 7-32、图 7-33）。

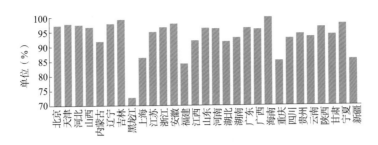

图 7 - 32　2019 年 1 月至 2020 年 6 月各省份高级卒中中心 CEA 抗血小板率

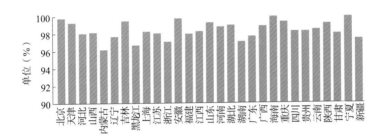

图 7 - 33　2019 年 1 月至 2020 年 6 月各省份高级卒中中心 CAS 抗血小板率

三、CAS 和 CEA 并发症发生率、出院登记死亡率

颈动脉手术（CAS、CEA）多为预防性手术，手术并发症发生率及死亡率就是应重点关注的质控指标。我们统计包括术后出现脑梗死、高灌注、脑出血、周围神经损伤、切口感染、继发性癫痫、肺部感染、泌尿系感染等多种并发症数据显示，全国高级卒中中心颈动脉手术（CAS、CEA）的并发症发生率呈现稳中有降的趋势，其中 CEA 手术的并发症发生率在 4% 左右并呈现下降趋势，CAS 手术的并发症发生率在 4.5% 左右（见图 7 - 34）。登记死亡率呈现下降趋势（见图 7 - 35）。

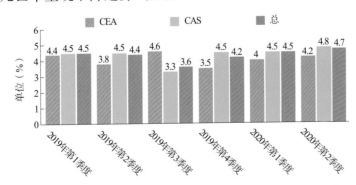

图 7 - 34　2019 年 1 月至 2020 年 6 月全国高级卒中中心颈动脉手术（CAS、CEA）并发症发生率

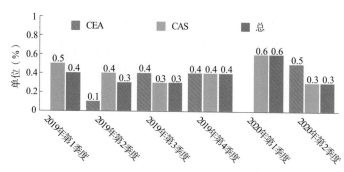

图 7-35 2019 年 1 月至 2020 年 6 月全国高级卒中中心颈动脉手术（CAS、CEA）死亡率

四、CAS 和 CEA 住院天数

数据显示，2019 年全年至 2020 年第 2 季度，CAS、CEA 患者平均住院天数在 11 天左右，趋于稳定（见图 7-36）。

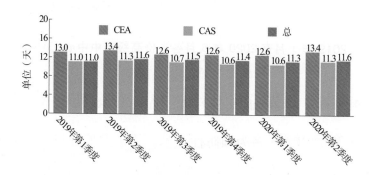

图 7-36 2019 年 1 月至 2020 年 6 月各省份高级卒中中心颈动脉手术（CAS、CEA）平均住院天数

梳理全国卒中中心的工作数据，我们不难发现，目前全国的卒中中心建设仍在持续深入开展，但是，部分关键核心技术的推广有待加强，规范化操作流程需要进一步规范管理，各卒中中心单位应不断提升脑卒中防治诊疗水平并同质化，为推动全国脑卒中防治工作做出积极贡献。

曹雷，何毅华

第八章

卒中中心关键适宜技术救治效率分析

国家脑防委选取部分卒中中心和非卒中中心单位就溶栓等卒中救治关键适宜技术的救治效率做对比研究,结果显示,卒中中心单位开展规范化的溶栓可以有效地降低院内死亡,并减少出院后 3 个月致残率、死亡率。

一、入组单位和数据入排标准

(一)选取全国 16 个省的各 20 家卒中中心(SU)和非卒中中心单位(CW),卒中中心与非卒中中心单位在每个入选省份都有覆盖,所有医院均为三级医院,其中 15.0% 为大学附属医院。最终将非卒中中心单位 24 090 名和卒中中心单位 21 332 名卒中患者纳入分析(见图 8 - 1)。

(二)非卒中中心组的患者中位年龄为 66 岁(四分位数:57 ~ 74 岁),男性为 60.6%,与卒中中心组的患者相似。

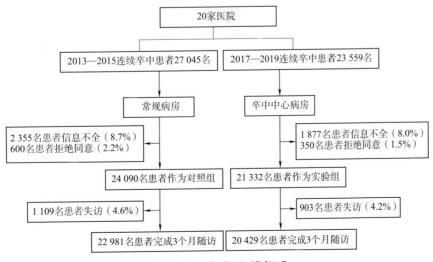

图 8 - 1 数据入排标准

（三）此外，这两组之间的其他因素，例如 BMI、种族、婚姻和教育状况、卒中类型、入院时卒中严重程度以及合并的基础疾病也没有差异。数据表明，卒中急性期患者进入卒中中心与非卒中中心单位开展静脉溶栓的预后改善之间存在明显关联。

二、数据比较

进入卒中中心单位的卒中急性期患者的溶栓率为 3.9%，较进入非卒中中心单位的患者溶栓率 2.1% 高出 85.7%；患者从入院到溶栓的时间（DNT）中位数，卒中中心单位为 56 分钟，非卒中中心单位为 97 分钟，缩短了 42.3%；溶栓并发症发生率，卒中中心单位为 5.4%，比非卒中中心单位 8.0% 明显降低（见图 8-2、图 8-3、图 8-4）。

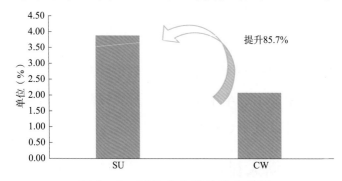

图 8-2 两组患者的溶栓率比较

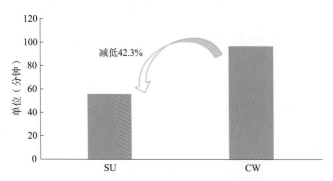

图 8-3 两组患者的 DNT 比较

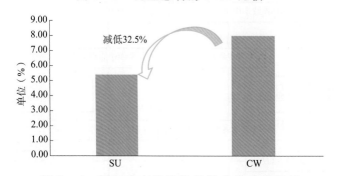

图 8-4 两组患者的溶栓并发症发生率比较

两组患者住院并发症发生率和院内登记死亡率有明显差异，卒中中心单位的住院并发症发生率为 4.6%，非卒中中心单位为 5.9%（见图 8 - 5）；卒中中心单位溶栓后院内登记死亡率为 2.93%，非卒中中心单位为 4.58%（见图 8 - 6）。

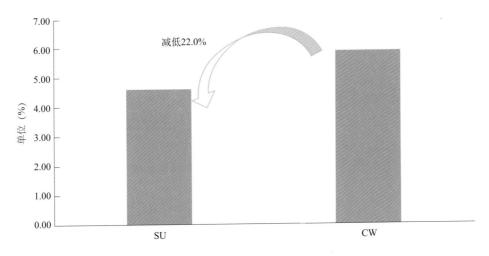

图 8 - 5　两组患者的住院并发症发生率比较

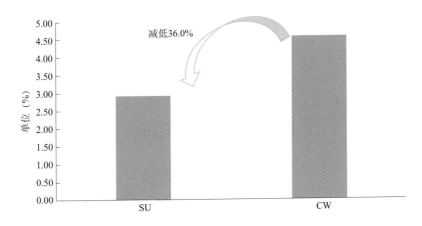

图 8 - 6　两组患者的院内死亡率比较

3 个月随访数据显示，卒中中心单位溶栓患者致残率为 32.13%，非卒中中心单位为 39.28%（见图 8 - 7）；3 个月卒中复发率卒中中心单位为 5.91%，非卒中中心单位为 7.14%（见图 8 - 8）；出院后 3 个月内的死亡率卒中中心单位为 5.07%，非卒中中心单位为 6.72%（见图 8 - 9）。

三、结论

从诊疗过程到预后的数据均表明，在卒中的急性期进入卒中中心单位诊治与预后改善之间存在明显关联。卒中中心单位较非卒中中心单位溶栓并发症发生率和住院期间的并发症发生率分别降低了 32.5% 和 22.0%，降低了 36.0% 的院内死亡率，减少了

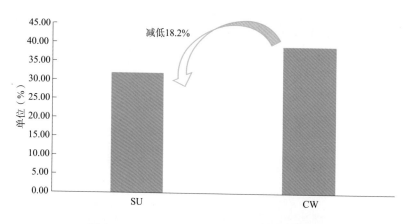

图 8 - 7 两组患者的存活者致残率比较

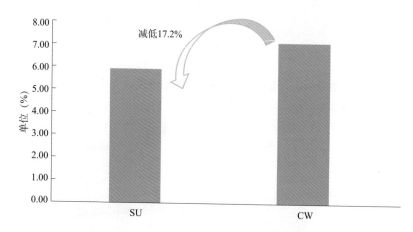

图 8 - 8 两组患者的出院后 3 个月的卒中复发率比较

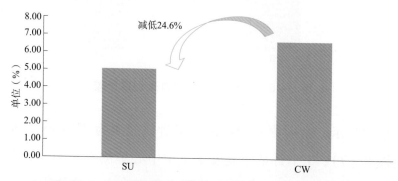

图 8 - 9 两组患者的出院后 3 个月内的死亡率比较

18.2% 致残和 17.2% 出院后 3 个月的卒中复发的可能性，并减少 24.6% 的出院后 3 个月内的死亡率。卒中中心单位在降低卒中患者致残率、复发率及死亡率等方面提供了有力保障。

涂文君

第九章

卒中中心建设相关先进单位经验介绍

第一节　首都医科大学宣武医院经验

首都医科大学宣武医院创建于 1958 年，是一所以神经科学和老年医学的临床和研究为重点，承担医疗、教育、科研、预防、保健和康复任务的大型三级甲等综合医院，亦是首都医科大学第一临床医学院，是首都医科大学神经病学系、老年医学系等 4 个学系的牵头单位。医院编制床位数 1 461 张，设有 33 个临床科室、11 个医技科室、10 个卫生科研研究室；2020 年门急诊量 156.08 万人次，出院患者 4.69 万人次；拥有博士学位培养点 24 个，硕士学位培养点 34 个；拥有 PET – MRI、PET – CT、术中放疗机、SPECT、DSA、脑磁图机、杂交手术室等先进的大型医疗设备；拥有互联网医疗诊治技术国家工程实验室、中国国际神经科学研究所、国家老年疾病临床医学研究中心、北京市老年病医疗研究中心、北京市老年保健及疾病防治中心等十余所科研机构；牵头教育部、北京市 8 个重点实验室和工程技术中心。

一、卒中中心建设历程简述

首都医科大学宣武医院于 2010 年成为首批挂牌的"脑卒中筛查与干预基地"，设立脑卒中筛查门诊，与周边社区联动。2015 年医院获得国家首批高级卒中中心称号，2018 年获首批国家示范高级卒中中心，2019 年获首批中国卒中中心培训基地。

二、卒中中心建设经验

医院卒中中心建设，得到院领导的大力支持，在以下方面开展了多项措施。

（一）充分发挥脑卒中筛查与防治基地作用，筛查基地建立后，以神经内科为主体，设立脑卒中筛查门诊，率先开展脑卒中筛查工作。院内筛查门诊与院外社区管理密切结合，闭环管理卒中高危人群，对脑卒中高危人群进行危险因素评估、查体、血液及血管检查，并建立高危患者健康档案，对有需要的患者收入卒中单元做进一步治疗。

（二）大力发展血管超声等检查技术，发展血管超声技术，除了协助脑卒中高危人群进行血管筛查外，还对高危人群进行院前、院中、院后健康管理，完善高危患者随访。此外，对需血管内治疗的患者，血管超声还开展了术中监测及术后随访工作；血管超声检查完成效率及完成量居全国首位。

（三）重视发展影像技术，医院对脑卒中及脑血管病变的检查和诊断所需相关影像手术设备持续投入，紧跟国际新进展。近年来，多模影像技术在脑卒中早期血管内治疗中的重要性得到证实，多模影像检查在急性脑卒中评估诊断方面的应用逐年上升。

（四）改善卒中患者救治环境，打造一站式卒中抢救绿色通道，缩短急性卒中患者评估、检查、治疗的物理距离。

（五）深化多学科协作模式：院前—院内、学科—学科、行政科室—临床科室、临床科室—辅助科室通力合作，120 参与绿色通道建设，院前急救与院内对接；急诊科大力支持，静脉溶栓由病房前移至急诊；医工科协助定制溶栓治疗车；健康教育科协助标化绿色通道优先标识；检验科大幅度缩短检验时间、呼叫制度；放射科优化 CT 检查流程及患者选择标准；护理部协调建立护工送血服务、持续护理改进；急诊药房支持付费前取药，急诊备药；神经介入优化流程，强化静脉桥接介入流程；信息中心建立电子病历绿色通道模板，质控信息化；收费处、财务处、住院处共同协调简化交费流程；宣教中心协助对外宣传；院级领导及门诊办、医务处多部门领导参加绿色通道质控会，多学科合作、持续改进，保证卒中绿色通道患者快速救治。

（六）开展卒中相关科研，成立卒中研究病房，助力卒中临床研究。

三、卒中关键适宜技术的应用及推广经验

作为国家示范高级卒中中心，医院在急性脑卒中诊治及卒中关键适宜诊疗技术推广方面获得了一定的成效。

（一）静脉溶栓 DNT 缩短，溶栓例数明显增加，为北京地区 DNT 时间最短、溶栓数量最多的医院。

（二）综合多模态评估系统、无障碍功能病房、智能化治疗系统，创建超早期卒中患者的医工结合功能重建体系。

（三）牵头完成国家自主知识产权溶栓药物研究，顺利完成Ⅲ期药物临床试验。

（四）以提升卒中溶栓率，缩短 DNT 时间，让更多卒中患者获益为最终目的，提出以"问题导向、全员协作、全程控制、持续改进"为方针的卒中规范化质量管理模式，于 2018 年作为全国第一家也是唯一一家医疗机构，获得质量领域最高荣誉"中国质量奖"，开了医疗机构获得此奖项的先河。

（五）承担多项卒中关键适宜技术全国培训项目：血管超声培训引领全国卒中筛查评估规范化；卒中放射影像技术培训医患兼顾；神经内科、神经外科、神经介入技术全面发展；技术培训形式多样并国际化；卒中护理、健康管理逐步示范全国；利用国家远程卒中中心促进卒中远程培训，并且是世界上唯一的一所以神经介入专业为主要培养方向的高等学府；拥有中国第一个世界级显微外科训练中心 Yasargil 显微外科培训基地。

（六）首创全新培训模式——组团式、实践式卒中中心临床管理培训：神经内科、神经外科、介入科、超声科、康复科、影像科、医务门诊部、护理部这 8 个卒中中心建设相关核心科室及两大管理部门，进行为期一周的"6＋2"多科室宣武医院实践，培训后的宣武医院专家再到接受培训的医院做进一步指导（见图 9－1）。

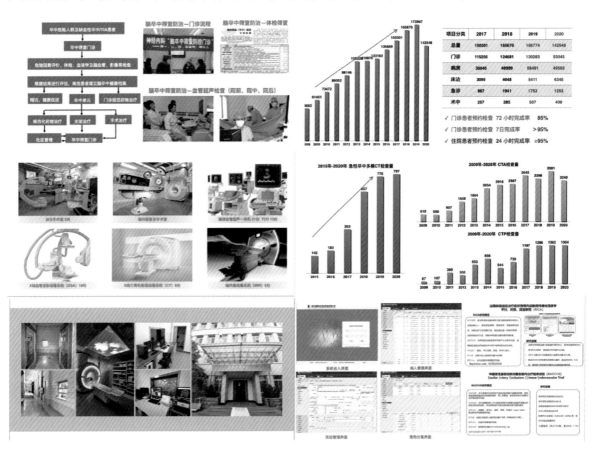

图 9－1　卒中中心建设成效

四、卒中急救地图建设工作经验

根据北京市城区地域的合理布局以及北京地区医院溶栓救治脑卒中的状况，北京市卫生健康委联合北京市脑卒中质控中心在 2017 年 10 月 29 日发布北京地区"脑卒中救治地图"，北京市脑卒中救治地图由 69 家具有脑卒中溶栓能力的医院、1 个质控中心和 120、999 急救网络串联组成，形成覆盖全市的脑卒中快速救治网络，致力于脑卒中的"精准高效救治"，为北京地区脑卒中救治提供便捷平台。北京市脑卒中急救地图是全国首个，也是唯一一个具有质控功能的智能化卒中急救地图，还是全国唯一一个持续更新的卒中急救地图。利用智能采集数据，明确溶栓、取栓医院，采取末位淘汰制度，增加新开展溶栓救治医院，增加并公布静脉溶栓优秀医院、动脉取栓优秀医院，动态调整优秀标准。通过上述激励机制，促进工作改进，根据质控数据不断更新北京市卒中急救地图，开了利用信息化手段提升脑卒中绿色通道救治效率的先河。

第二节　苏州大学附属第一医院经验

苏州大学附属第一医院始创于 1883 年（清光绪九年），是原卫生部首批三级甲等医院，为江苏省卫健委直属的省级重点医院，苏南地区医疗指导中心。医院为苏州大学附属教学医院，承担着苏州大学医学部第一临床医学院、护理学院的教学任务，有 10 个国家、省部级培训示范基地。医院现有临床医学博士后科研流动站 1 个，一级学科博士点 1 个（临床医学），二级学科博士点 19 个，一级学科硕士点 1 个，二级学科硕士点 20 个。医院分为总院和十梓街院区，开放床位近 3 000 张。2020 年，门急诊量 316.1 万人次，出院 13.4 万人次，年手术量 4.8 万台次。

一、卒中中心建设历程

苏州大学附属第一医院是国家卒中中心培训基地，国家脑卒中静脉溶栓技术培训基地。医院于 2013 年成为脑卒中筛查与防治基地，2015 年 6 月成为国家脑防委首批"高级卒中中心"授牌单位；自 2015 年以来，在卒中中心主任，方琪副院长的领导下蓬勃发展，2016 年 5 月蝉联"脑卒中防治示范基地"；2016 年成为江苏省省级卒中中心；2016 年度荣获原国家卫计委十佳高级卒中中心第二名；2017 年 12 月荣获国家卒中中心培训基地；2018 年度荣获示范高级卒中中心，同时被授予 2018 年度"五星高级卒中中心"，并荣获 2018 年度脑卒中高危人群筛查和干预项目先进集体；2018 年被评为苏州市魅力科技团队；2019 年获江苏省基层特色科室，省级孵化中心重点建设单位；2020

年获脑卒中静脉溶栓培训基地。2017—2020 年国家脑防委脑卒中高危人群筛查和干预项目均为先进单位。作为全国四家医院之一撰写《中国卒中中心报告 2019》，参与编写《卒中急救地图专家共识》《中国脑卒中血管超声检查指导规范》。承担国家重点研发计划 1 项，参与 2 项；承担国家自然科学基金 8 项，省级课题 16 项，总科研资助经费 3 400 余万。近五年以第一作者发表的 SCI 收录及中华级论文共 214 篇。

二、卒中中心建设经验

苏州大学附属第一医院卒中中心作为首批国家示范高级卒中中心，秉承"特色、奉献、创新"的理念，以绿色通道的有效性及安全性评估、多学科无缝合作、全流程信息化管理、卒中急救地图及区域化网络构建、卒中后全面全程管理、早期和全程康复为特色。从社区筛查到院前急救；从急诊溶栓取栓到入院后全方位细致化管理；从多学科专家会诊到出院后连续化随访干预；团队上下众志成城，以信息化建设为纽带，方琪副院长协同全院上下职能部门及临床医技科室，带动苏州市卒中地图兄弟建设单位，共同为苏城百姓抗击脑卒中做出不懈努力（见图 9 - 2 至图 9 - 5）。

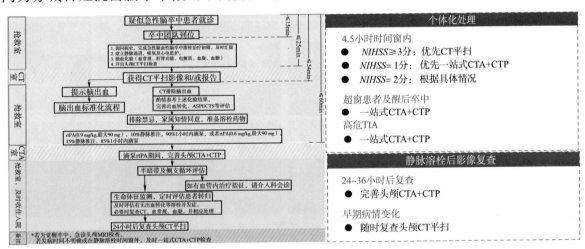

图 9 - 2　苏州大学附属第一医院卒中中心急性脑卒中绿色通道流程

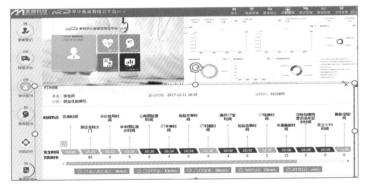

图 9 - 3　苏州大学附属第一医院卒中中心数据管理平台

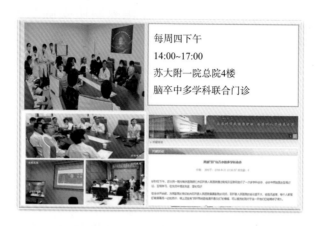

图 9-4 苏州大学附属第一医院卒中中心多学科联合门诊

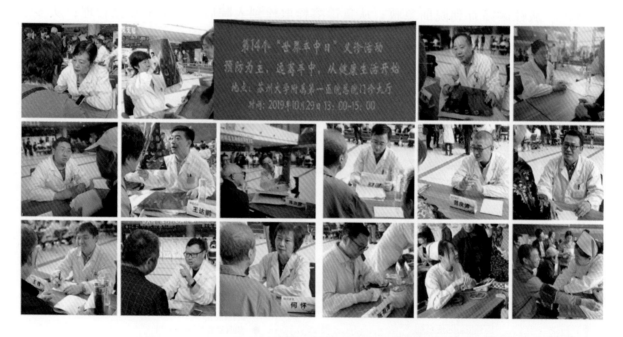

图 9-5 苏州大学附属第一医院卒中中心多学科联合义诊

三、卒中关键适宜技术的应用和推广情况

通过多年建设，医院在卒中关键适宜技术应用和推广方面取得了长足的发展，其中溶栓、取栓、颈动脉支架植入、剥脱等核心技术的开展展示了医院的技术实力，同时，DNT 时间、DPT 时间等关键技术的质控指标呈现明显下降趋势，反映出医院卒中救治能力和水平得到明显提升（见表 9-1）。

表 9-1 苏州大学附属第一医院卒中中心核心技术开展情况 单位：例

核心技术开展数量	2017 年	2018 年	2019 年	2020 年
静脉溶栓	185	205	365	244
动脉取栓	16	58	89	63
血管内介入术	748	1 009	1 175	1 509
颈动脉内膜剥脱手术	51	51	79	84
颅内外血管搭桥手术	67	83	94	79
动脉瘤夹闭手术	200	231	240	278
动脉瘤栓塞术	48	68	99	117

四、卒中急救地图及卒中分级诊疗工作经验

苏州大学附属第一医院积极响应国家脑防委向全国规范推广以地级市为中心的"区域卒中急救地图"的号召，在苏州市卫健委的统一部署下，由苏州大学附属第一医院牵头，推出苏州卒中急救地图，并持续优化苏州市卒中急救地图内容，实现了卒中区域的协同防治和分级诊疗。截至 2020 年，共完成 3 批共 25 家医疗机构的地图医院资质认证，依托地图积极探索卒中分级诊疗模式的落地（见图 9-6）。

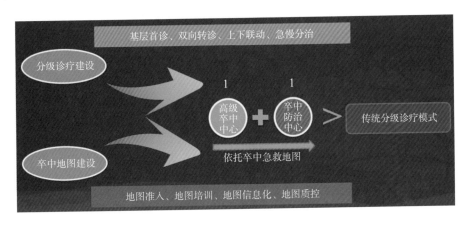

图 9-6 苏州卒中分级诊疗模式与卒中急救地图紧密结合

（一）作为地图管理医院，从医疗机构资质、120 与急诊绿道的衔接、医疗设备和信息化建设、人员资质及设置、技术能力、管理制度及登记上报能力 7 个方面对所有参与地图建设的单位严格评审，达标才能纳入地图。

（二）对使用地图的相关人员进行全方位培训，其中包括：卒中多学科医护团队、职能部门及院领导班子等地图医院成员的培训；院前急救、120系统相关人员的培训；卒中患者、家属及卒中高危人群的培训；面向卒中地图数据质控人员的培训。

（三）以地图信息化为抓手，将各自原本相对独立的院前急救信息系统、院内急救信息系统、移动终端信息系统、卒中筛查干预随访信息系统有机整合，形成了闭环式专病全流程数据链，最终以苏州市卒中云数据库、苏州市卒中标准化电子病历的形式展示苏州市卒中急救地图的信息化建设成效。

通过优化卒中急救地图衔接的院前、院内、院间急救，使 DNT、OTT 不断缩减，120卒中识别正确率增加，苏州市脑卒中的报告发病率呈现出增长态势，但区域内脑卒中的死亡率已出现下降。区域分级诊疗成效逐步显现（见图9-7，图9-8）。

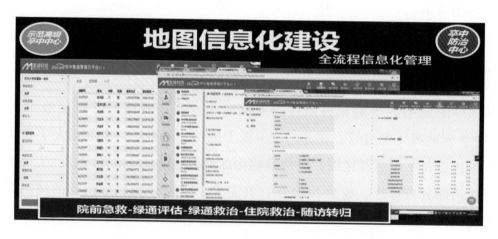

图9-7 苏州市卒中急救地图信息化平台示意

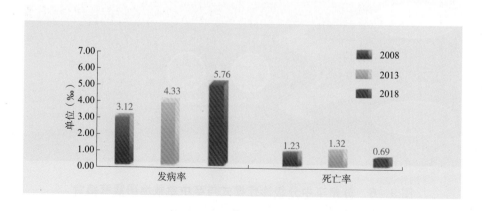

图9-8 苏州市卒中发病率、死亡率变化情况

五、卒中中心质控工作情况

在持续开展本中心内质控工作的同时，负责苏州市脑卒中中心质控及苏州市急救地图质控工作。2019 年至今参与江苏省卒中中心质控工作，现场指导、验收 12 家单位；参加国家卒中急救地图质控工作，作为国家卒中中心指导委员会专家组成员，在全国共督查验收高级卒中中心 60 余家。

第三节　高密市人民医院县域融合型卒中中心建设介绍

一、卒中中心建设背景

高密市人民医院卒中中心建设于 2018 年正式启动，成立了卒中中心管理委员会，党委书记张鹏同志担任卒中中心主任，下设办公室，由医务科专人管理中心的日常工作。卒中中心将神经内科、神经外科、介入科与急诊融合，建立急诊卒中病房，优化急救绿道，实现了院内多学科联合救治，大大提升脑卒中抢救的成功率。2018 年被授予综合防治卒中中心。

二、卒中中心建设特色

（一）以急诊为原点，打造急诊急救学科群

医院整合了院内资源，增强急诊科救治力量，组建卒中溶栓、取栓团队，实行 24 小时在急诊值班，病情评估和处理流程更加规范。截至 2020 年 6 月底，卒中中心完成溶栓 500 余例，独立取栓 100 余例，整体技术水平有了明显提高。

医院还制定了急性卒中处理流程，强化培训和演练，配备了专用的溶栓床，并由卒中医师陪同患者做影像检查，有效地缩短了救治的时间。

（二）强化质控体系，提升服务品质

一是医院卒中中心使用结构化病历，规范了各科室神经科查体及评分。二是设置了 8 个专业质控小组，制定了详细的质控指标，每月召开质控反馈会，对出现的 DNT 和 DPT 超时、效果欠佳、死亡病例进行讨论分析，及时进行整改完善。三是定期组织多学科联合查房，及时发现流程和管理上的问题，保障了患者安全。

（三）开展脑颈血管超声一体化评估，助力卒中中心发展

医院派超声团队轮流到宣武医院进修学习，自 2019 年起，在院内和集团医院开展脑颈血管超声一体化评估检查，颈动脉剥脱术术前评估、术中监测、术后随访，颈动脉重度狭窄侧支循环的评估、TCD 发泡试验，已开展脑血管病患者评估检查 5000 余例，并对其高危人员进行追踪随访，对重度狭窄的患者进行了早期干预治疗。

（四）重视卒中早期康复，提高患者生活能力

医院推行全院康复的理念，康复医师可以借助信息化，直接关注所有新入院卒中患者，24 小时内到各科室进行评估，制订康复计划，卒中患者早期康复比例明显提升，达到 50％ 以上，最大限度地减轻了障碍，提高了患者的日常生活能力。

（五）加强医共体建设，实现资源共享、协同发展

医院作为高级卒中中心，通过智慧医疗、专家坐诊、督导带教等一系列举措，与 6 家卫生院建立了紧密合作关系，帮助基层医务人员提升急性脑卒中的快速识别和诊断能力并提供救护设备，确认时间窗内的急性脑卒中患者，能第一时间转运到卒中中心；同时，卒中恢复期患者转到卫生院继续给予康复指导，探索实践卒中专病分级诊疗。医院还定期派出健康管理师为小区居民免费测血压，进行卒中防治知识宣教，提高了居民对心脑血管疾病的防治意识。

三、卒中中心建设成效

医院开展卒中中心建设以来，各科室协作逐渐密切，溶栓、取栓病例也逐渐增多，救治时间明显缩短，最快 DNT 26 分钟，DPT 60 分钟，抢救成功率不断提高，溶取栓患者好转率达 50％ 以上，脑卒中适宜技术开展数量明显提升，明显降低卒中患者的致残和致死率，卒中救治在区域内的影响力逐渐扩大，老百姓的信任度也不断增强。

第三篇 中国卒中中心展望

人民健康是民族昌盛和国家富强的重要标志。党的十九大做出了实施健康中国战略的重大决策部署，充分体现了对维护人民健康的坚定决心。中国卒中中心建设正是践行健康中国战略的重要举措。

2020 年年初暴发的新冠肺炎疫情对全国脑卒中防治工作开展提出了挑战，在各级卫生健康行政部门的组织领导下，在广大医务工作者的大力支持和共同努力下，我国卒中中心体系经受住了考验，全国脑卒中防治工作取得明显进展，基本实现了《脑卒中综合防治工作方案》中提出的对省和地市级卒中中心的布局和建设目标。

我国各地区医疗机构技术发展不均衡、不规范、不同质等问题仍比较突出，脑卒中防治关键适宜技术还未普及，许多县级医院溶栓工作还没有常规开展，今后仍需要我们携手共同努力。

一、深化部门及机构间合作，落实脑卒中综合防控策略

积极动员各地卫生健康行政部门要会同有关部门进一步完善脑卒中等慢性疾病防治政策，建立部门间协作机制。加强各部门针对脑卒中危险因素的综合干预和宣传引导，倡导膳食结构多样化，开展"三减三健"、控烟限酒等健康生活方式专项行动，推广全民健身运动，营造健康的生产生活环境。逐步扩大脑卒中高危人群早期筛查与综合干预覆盖范围，探索推进脑卒中机会性筛查。

二、健全区域卒中防治体系建设，落实卒中分级诊疗制度

各级卫生健康行政部门成为区域卒中中心建设的绘图人。一是落实卒中分级诊疗制度。组建由市、县区域内高级卒中中心单位牵头，以其他卒中中心单位、基层医疗卫生机构为成员的脑血管病专科联盟，引导优质医疗资源下沉，落实分级诊疗，推动医疗质量同质化管理。二是组织开展千县万镇中风识别行动。积极开展脑卒中危险因素防治宣传，提高群众的脑卒中认知率，提升区域脑卒中患者溶栓、取栓等适宜技术开展比例，降低卒中发病率、致残率和致死率。三是深入开发卒中急救地图，推进各地市卒中急救体系建设，协调各地市医疗机构和院前急救机构建立协同工作机制，打造"区域卒中

黄金一小时救治圈"，提高脑卒中急性期救治效率。

三、推进全国卒中中心建设，持续开展现场培训指导

要继续发挥卒中中心的堡垒作用。一是加快市县综合医院卒中中心建设。要求有关医疗机构负责人积极组织多学科的卒中中心建设工作，及时在国家卒中中心建设管理平台在线完成申报和数据直报工作。二是持续开展卒中中心现场培训指导工作，组织专家组对各卒中中心单位开展现场指导培训。

四、加大人才培养力度，提升脑卒中救治水平

医务工作者是脑卒中防治的主体，要针对现有薄弱环节，多种渠道培养专业化的脑卒中防治医护人员队伍。一是组织人员赴卒中中心培训基地及脑卒中防治关键适宜技术培训基地参观交流或进修学习。二是积极开展脑卒中关键适宜技术培训班等活动，加强对急救中心、卒中中心及其他医疗机构相关专业人员的培训，提高急性脑卒中早期识别意识、急救运转协作能力和救治能力。三是通过对中西部地区、民族地区、革命老区等地开展帮扶活动，引进先进理念，培养本地人才，提升并规范医院诊疗水平。

五、加强宣传引导，提升群众健康水平

大量脑卒中患者因为缺乏脑卒中防治相关知识而错过最佳救治时间窗。要倡导自己是"健康第一责任人"的理念，结合千县万镇中风识别行动、世界卒中日宣传义诊活动等工作，加大对高血压等脑卒中高危因素防治和"中风识别"的宣传力度，提升群众对脑卒中等疾病防治知识的知晓率，提高疾病预防的依从性和急性期治疗的有效性。

2021年作为"十四五"开局之年，各级卫生健康行政部门、医疗机构和疾控机构要加快推动从以"治病为中心"到以"人民健康为中心"的转变，围绕"减少百万新发残疾工程"，推进我国脑卒中防治工作再上一个新台阶。

附件 1 中国卒中中心培训基地名单（按拼音排序）

安徽省立医院

沧州市中心医院

大连市中心医院

大连医科大学附属第一医院

广东省中医院

贵州医科大学附属医院

哈尔滨医科大学附属第二医院

河南省人民医院

吉林大学第一医院

江苏省人民医院

空军军医大学第二附属医院

丽水市中心医院

聊城市人民医院

南昌大学第一附属医院

南昌大学第二附属医院

南京市第一医院

南阳市中心医院

上海长海医院

首都医科大学宣武医院

四川大学华西医院

苏州大学附属第一医院

天津市环湖医院

武汉市第一医院

西安交通大学第一附属医院

宜宾市第一人民医院

郑州大学第一附属医院

附件 2 2019 年五星级高级卒中中心名单（按拼音排序）

安徽省立医院

沧州市中心医院

常州市第一人民医院

大连市中心医院

大连医科大学附属第一医院

广东省中医院

贵州医科大学附属医院

哈尔滨医科大学附属第二医院

海口市人民医院

海南省人民医院

河南省人民医院

菏泽市立医院

湖北省第三人民医院	沈阳市第一人民医院
吉林大学第一医院	十堰市太和医院
吉林大学中日联谊医院	首都医科大学宣武医院
吉林市中心医院	四川大学华西医院
济宁市第一人民医院	四川省人民医院
江苏省人民医院	苏州大学附属第一医院
江西省人民医院	遂宁市中心医院
解放军北部战区总医院	天津市环湖医院
空军军医大学唐都医院	武汉市第一医院
乐山市人民医院	西南医科大学附属医院
丽水市中心医院	新乡市中心医院
聊城市人民医院	邢台市第三医院
临沂市人民医院	徐州医科大学附属医院
洛阳市中心医院	宜宾市第一人民医院
南昌大学第二附属医院	宜昌市中心人民医院
南昌大学第一附属医院	湛江中心人民医院
南方医科大学南方医院	漳州市医院
南京鼓楼医院	浙江大学医学院附属第二医院
南京市第一医院	浙江省台州医院
南阳南石医院	郑州大学第一附属医院
南阳市中心医院	郑州市第一人民医院
攀枝花市中心医院	郑州市中心医院
上海长海医院	周口市中心医院
上海中医药大学附属曙光医院	自贡市第一人民医院

附件 3　2019 年全国高级卒中中心综合排名

　　国家脑防委汇总了 2019 年全国高级卒中中心 294 家单位（不含建设单位）上报的卒中防治关键适宜技术的工作量，根据各相关适宜技术的开展情况（包括工作量、流程控制、病情评估、病历完整度、技术均衡性）、数据对接、牵头或参与科研课题完成进度、培训基地工作等全面综合评估，对各高级卒中中心进行综合排名如下：

2019 年全国高级卒中中心综合排名表

1	首都医科大学宣武医院	2	吉林大学第一医院
3	中国人民解放军北部战区总医院	4	河南省人民医院
5	聊城市人民医院	6	天津市环湖医院
7	大连市中心医院	8	江苏省人民医院
9	临沂市人民医院	10	哈尔滨医科大学附属第二医院
11	苏州大学附属第一医院	12	上海长海医院
13	青岛大学附属医院	14	郑州大学第一附属医院
15	安徽省立医院	16	南京市第一医院
17	郑州市中心医院	18	南昌大学第二附属医院
19	南阳市中心医院	20	浙江大学医学院附属第二医院
21	河北医科大学第二医院	22	南京鼓楼医院
23	沧州市中心医院	24	丽水市中心医院
25	武汉市第一医院	26	南昌大学第一附属医院
27	皖南医学院弋矶山医院	28	西南医科大学附属医院
29	浙江省台州医院	30	徐州医科大学附属医院
31	中国人民解放军东部战区总医院	32	四川大学华西医院
33	四川省人民医院	34	周口市中心医院
35	浙江大学医学院附属邵逸夫医院	36	洛阳市中心医院
37	苏州大学附属第二医院	38	金华市中心医院
39	漳州市医院	40	常州市第一人民医院
41	新乡市中心医院	42	柳州市工人医院
43	邢台市第三医院	44	西安交通大学第一附属医院
45	河北省人民医院	46	济宁医学院附属医院
47	海南省人民医院	48	空军军医大学唐都医院
49	大连医科大学附属第一医院	50	宜昌市中心人民医院
51	兰州大学第二医院	52	吉林市中心医院
53	浙江省人民医院	54	广东省中医院
55	胜利油田中心医院	56	德阳市人民医院
57	延安大学咸阳医院	58	新疆医科大学第一附属医院
59	济宁市第一人民医院	60	山西省人民医院
61	湖北省第三人民医院	62	沈阳市第一人民医院
63	福建医科大学附属第一医院	64	聊城市第二人民医院
65	海口市人民医院	66	中国医科大学附属第一医院
67	南阳南石医院	68	湖南省脑科医院

69	贵州医科大学附属医院	70	茂名市人民医院
71	承德医学院附属医院	72	襄阳市第一人民医院
73	武汉大学中南医院	74	驻马店市中心医院
75	烟台毓璜顶医院	76	宜宾市第一人民医院
77	温州医科大学附属第一医院	78	中国医科大学附属第四医院
79	郑州大学第五附属医院	80	景德镇市第一人民医院
81	惠州市中心人民医院	82	许昌市中心医院
83	牡丹江市第二人民医院	84	吉林大学中日联谊医院
85	遂宁市中心医院	86	珠海市人民医院
87	石河子大学医学院第一附属医院	88	河北医科大学第一医院
89	自贡市第一人民医院	90	湛江中心人民医院
91	安徽医科大学第一附属医院	92	柳州市人民医院
93	襄阳市中心医院	94	自贡市第三人民医院
95	玉林市第一人民医院	96	杭州市第一人民医院
97	十堰市太和医院	98	乐山市人民医院
99	郑州人民医院	100	温州市中心医院

附件4　2019 年全国高级卒中中心单位相关适宜技术综合排名

国家脑防委汇总了 2019 年全国高级卒中中心 294 家单位（不含建设单位）上报的静脉溶栓、AIS 介入再通术、颈动脉内膜剥脱术（CEA）、颈动脉支架技术（CAS）、动脉瘤夹闭术/介入治疗术等卒中防治关键适宜技术的工作量，根据各相关适宜技术的开展情况（包括工作量、流程控制、病情评估、病历完整度、技术均衡性）等全面综合评估，对各高级卒中中心进行专项综合排名。

4-1　2019 年全国高级卒中中心单位静脉溶栓技术综合排名

1	天津市环湖医院	2	哈尔滨医科大学附属第二医院
3	临沂市人民医院	4	延安大学咸阳医院
5	郑州市中心医院	6	沈阳市第一人民医院
7	聊城市人民医院	8	大连市中心医院
9	南阳南石医院	10	邢台市第三医院
11	辽宁健康产业集团抚矿总医院	12	首都医科大学宣武医院
13	同煤集团总医院	14	吉林市中心医院

续表

15	苏州大学附属第一医院	16	周口市中心医院
17	吉林大学第一医院	18	牡丹江市第二人民医院
19	商丘市第一人民医院	20	烟台毓璜顶医院
21	天门市第一人民医院	22	新乡市中心医院
23	内蒙古自治区人民医院	24	聊城市第二人民医院
25	德阳市人民医院	26	南京市第一医院
27	胜利油田中心医院	28	威海市中心医院
29	保定市第一中心医院	30	金华市中心医院
31	青岛大学附属医院	32	海南省人民医院
33	浙江省台州医院	34	湖北省第三人民医院
35	洛阳市中心医院	36	鞍钢集团总医院
37	武汉市第一医院	38	宜宾市第一人民医院
39	邢台市人民医院	40	中国医科大学附属第一医院
41	中国人民解放军北部战区总医院	42	江苏省人民医院
43	景德镇市第一人民医院	44	郑州市第一人民医院
45	天津医科大学总医院	46	丽水市中心医院
47	浏阳市中医医院	48	郑州人民医院
49	临汾市人民医院	50	黑龙江省医院
51	重庆医科大学附属永川医院	52	南昌大学第一附属医院
53	承德医学院附属医院	54	鹤壁市人民医院
55	自贡市第三人民医院	56	西南医科大学附属医院
57	贵州省人民医院	58	苏州大学附属第二医院
59	济宁医学院附属医院	60	阜阳市人民医院
61	湖南省脑科医院	62	蚌埠市第三人民医院
63	贵州医科大学附属医院	64	浙江省人民医院
65	唐山市人民医院	66	襄阳市中心医院
67	安阳市人民医院	68	赤峰市医院
69	温州医科大学附属第一医院	70	徐州医科大学附属医院
71	新疆维吾尔自治区人民医院	72	河北省人民医院
73	哈励逊国际和平医院	74	宜春市人民医院
75	漯河市中心医院	76	邯郸市第一医院

77	大连医科大学附属第二医院	78	南昌大学第二附属医院
79	长治医学院附属和平医院	80	襄阳市第一人民医院
81	萍乡市人民医院	82	浙江大学医学院附属第二医院
83	济南市中心医院	84	抚顺市中心医院
85	绍兴市人民医院	86	航天中心医院
87	南阳市第二人民医院	88	郑州大学第一附属医院
89	浙江大学医学院附属邵逸夫医院	90	连云港市第一人民医院
91	日照市中医医院	92	上海中医药大学附属曙光医院
93	漳州市医院	94	长沙市中心医院
95	承德市中心医院	96	濮阳市油田总医院
97	玉林市第一人民医院	98	吉林大学中日联谊医院
99	济宁市第一人民医院	100	宜昌市中心人民医院

4-2　2019 年全国高级卒中中心单位 AIS 介入再通术综合排名

1	南阳市中心医院	2	吉林大学第一医院
3	首都医科大学宣武医院	4	吉林省人民医院
5	上海长海医院	6	江苏省人民医院
7	漳州市医院	8	河南省人民医院
9	中国人民解放军东部战区总医院	10	中国人民解放军北部战区总医院
11	丽水市中心医院	12	南京市第一医院
13	聊城市人民医院	14	苏州大学附属第二医院
15	郑州市中心医院	16	大连市中心医院
17	常州市第一人民医院	18	天津市环湖医院
19	武汉市第一医院	20	周口市中心医院
21	四川省人民医院	22	茂名市人民医院
23	自贡市第三人民医院	24	安徽省立医院
25	杭州市第一人民医院	26	南昌大学第二附属医院
27	临沂市人民医院	28	皖南医学院弋矶山医院
29	云浮市人民医院	30	西安交通大学第一附属医院
31	沧州市中心医院	32	中国人民解放军陆军特色医学中心

续表

33	海南医学院第一附属医院	34	柳州市工人医院
35	哈尔滨医科大学附属第二医院	36	浙江大学医学院附属第二医院
37	襄阳市第一人民医院	38	四川大学华西医院
39	重庆三峡中心医院	40	浙江大学医学院附属邵逸夫医院
41	洛阳市中心医院	42	浙江省人民医院
43	怀化市第一人民医院	44	驻马店市中心医院
45	西南医科大学附属医院	46	海口市人民医院
47	菏泽市立医院	48	中国医科大学附属第四医院
49	宜昌市中心人民医院	50	南昌大学第一附属医院
51	广东省中医院	52	苏州大学附属第一医院
53	德阳市人民医院	54	石河子大学医学院第一附属医院
55	湖北省第三人民医院	56	许昌市中心医院
57	金华市中心医院	58	湛江中心人民医院
59	吉林市中心医院	60	绵阳市中心医院
61	福建医科大学附属第一医院	62	惠州市中心人民医院
63	滨州市人民医院	64	浙江省台州医院
65	濮阳市油田总医院	66	常州市第二人民医院
67	贵州医科大学附属医院	68	桂林市人民医院
69	柳州市人民医院	70	河北医科大学第一医院
71	焦作市第二人民医院	72	信阳市中心医院
73	徐州医科大学附属医院	74	湖南省脑科医院
75	南宁市第二人民医院	76	安徽医科大学第一附属医院
77	空军军医大学唐都医院	78	赣州市立医院
79	江西省人民医院	80	宜宾市第一人民医院
81	景德镇市第一人民医院	82	兴义市人民医院
83	沈阳市第一人民医院	84	天津市泰达医院
85	南方医科大学深圳医院	86	解放军联勤保障部队第九〇四医院
87	温州医科大学附属第一医院	88	新乡市中心医院
89	珠海市人民医院	90	牡丹江市第二人民医院
91	河北省人民医院	92	解放军战略支援部队特色医学中心
93	乐山市人民医院	94	烟台市烟台山医院

续表

95	日照市人民医院	96	延安大学附属医院
97	吉林大学中日联谊医院	98	海南省人民医院
99	南方医科大学南方医院	100	武汉大学中南医院

4-3 2019 年全国高级卒中中心单位动脉瘤夹闭术/介入治疗术综合排名

1	吉林大学第一医院	2	河南省人民医院
3	河北医科大学第二医院	4	上海长海医院
5	首都医科大学宣武医院	6	南昌大学第二附属医院
7	郑州大学第一附属医院	8	江苏省人民医院
9	南昌大学第一附属医院	10	中国人民解放军北部战区总医院
11	青岛大学附属医院	12	安徽省立医院
13	空军军医大学唐都医院	14	新疆医科大学第一附属医院
15	浙江大学医学院附属第二医院	16	哈尔滨医科大学附属第二医院
17	济宁医学院附属医院	18	四川省人民医院
19	沧州市中心医院	20	苏州大学附属第一医院
21	南京鼓楼医院	22	宜昌市中心人民医院
23	中国人民解放军东部战区总医院	24	临沂市人民医院
25	南阳市中心医院	26	西南医科大学附属医院
27	兰州大学第二医院	28	聊城市人民医院
29	襄阳市中心医院	30	大连医科大学附属第一医院
31	天津市环湖医院	32	漳州市医院
33	山西省人民医院	34	南方医科大学南方医院
35	常德市第一人民医院	36	贵州医科大学附属医院
37	安徽医科大学第一附属医院	38	金华市中心医院
39	宁波市第一医院	40	温州医科大学附属第一医院
41	皖南医学院弋矶山医院	42	十堰市太和医院
43	徐州医科大学附属医院	44	浙江省台州医院
45	唐山市工人医院	46	济宁市第一人民医院
47	淮安市第一人民医院	48	乐山市人民医院
49	新乡市中心医院	50	福建医科大学附属第一医院
51	广东省中医院	52	遂宁市中心医院
53	常州市第一人民医院	54	驻马店市中心医院
55	河北医科大学第一医院	56	南通大学附属医院
57	周口市中心医院	58	吉林大学中日联谊医院

续表

59	武汉大学中南医院	60	连云港市第一人民医院
61	海南省人民医院	62	重庆医科大学附属第一医院
63	郴州市第一人民医院	64	朝阳市中心医院
65	新疆维吾尔自治区人民医院	66	菏泽市立医院
67	邢台市第三医院	68	焦作市第二人民医院
69	江西省人民医院	70	南京市第一医院
71	南阳南石医院	72	柳州市工人医院
73	郑州大学第五附属医院	74	大连市中心医院
75	秦皇岛市第一医院	76	烟台毓璜顶医院
77	湛江中心人民医院	78	攀枝花市中心医院
79	大连医科大学附属第二医院	80	宜宾市第一人民医院
81	珠海市人民医院	82	德阳市人民医院
83	岳阳市一人民医院	84	宁夏医科大学总医院
85	邢台市人民医院	86	承德医学院附属医院
87	遵义医科大学附属医院	88	湖南省脑科医院
89	石河子大学医学院第一附属医院	90	玉林市第一人民医院
91	泉州市第一医院	92	南京脑科医院
93	湖北省第三人民医院	94	中国医科大学附属盛京医院
95	威海市立医院	96	北京大学深圳医院
97	泰安市中心医院	98	玉溪市人民医院
99	河南科技大学第一附属医院	100	百色市人民医院

4 - 4　2019 年全国高级卒中中心单位颈动脉内膜剥脱术综合排名

1	首都医科大学宣武医院	2	中国人民解放军北部战区总医院
3	北京大学第三医院	4	胜利油田中心医院
5	中国医科大学附属第一医院	6	吉林大学第一医院
7	郑州大学第一附属医院	8	河北医科大学第二医院
9	沧州市中心医院	10	青岛大学附属医院
11	浙江省人民医院	12	兰州大学第二医院
13	河南省人民医院	14	苏州大学附属第一医院

15	南京市第一医院	16	大连市中心医院
17	河北省人民医院	18	南京鼓楼医院
19	浙江大学医学院附属第二医院	20	浙江省台州医院
21	徐州医科大学附属医院	22	南昌大学第二附属医院
23	中日友好医院	24	潍坊市人民医院
25	郑州市中心医院	26	大连医科大学附属第一医院
27	聊城市人民医院	28	莱州市人民医院
29	十堰市太和医院	30	宁夏医科大学总医院
31	浙江大学医学院附属邵逸夫医院	32	新疆医科大学第一附属医院
33	深圳市第二人民医院	34	郑州大学第五附属医院
35	西安交通大学第一附属医院	36	唐山市工人医院
37	海南省人民医院	38	中山大学附属第一医院
39	金华市中心医院	40	延安大学咸阳医院
41	兴安盟人民医院	42	哈尔滨医科大学附属第二医院
43	烟台毓璜顶医院	44	朝阳市中心医院
45	遂宁市中心医院	46	四川省人民医院
47	聊城市第二人民医院	48	安徽省立医院
49	周口市中心医院	50	洛阳市中心医院
51	济宁医学院附属医院	52	中南大学湘雅医院
53	临沂市人民医院	54	温州市中心医院
55	新乡医学院第一附属医院	56	石河子大学医学院第一附属医院
57	南昌大学第一附属医院	58	四川大学华西医院
59	西南医科大学附属医院	60	哈励逊国际和平医院
61	日照市人民医院	62	上海长海医院
63	山西省人民医院	64	南阳南石医院
65	福建医科大学附属第一医院	66	湖南省脑科医院
67	大庆油田总医院	68	重庆医科大学附属第一医院
69	连云港市第一人民医院	70	绍兴市人民医院
71	宜昌市中心人民医院	72	江苏省人民医院
73	河南科技大学第一附属医院	74	上海中医药大学附属曙光医院

75	常州市第一人民医院	76	空军军医大学唐都医院
77	丽水市中心医院	78	山西医科大学第一医院
79	泰安市中心医院	80	承德医学院附属医院
81	新乡市中心医院	82	保定市第一医院
83	石家庄市第一医院	84	天津市环湖医院
85	中国医科大学附属第四医院	86	苏北人民医院
87	湛江中心人民医院	88	沈阳市第一人民医院
89	济宁市第一人民医院	90	同煤集团总医院
91	阜阳市人民医院	92	海口市人民医院
93	武汉大学中南医院	94	南阳市中心医院
95	新疆医科大学第五附属医院	96	柳州市工人医院
97	南阳市第二人民医院	98	攀枝花市中心医院
99	邢台市人民医院	100	邢台市第三医院

4-5　2019年全国高级卒中中心单位颈动脉支架技术综合排名

1	首都医科大学宣武医院	2	青岛大学附属医院
3	河北医科大学第二医院	4	河南省人民医院
5	苏州大学附属第二医院	6	聊城市人民医院
7	郑州大学第一附属医院	8	中国人民解放军北部战区总医院
9	南京鼓楼医院	10	临沂市人民医院
11	中国人民解放军东部战区总医院	12	上海长海医院
13	安徽省立医院	14	南阳市中心医院
15	丽水市中心医院	16	四川大学华西医院
17	吉林大学第一医院	18	江苏省人民医院
19	皖南医学院弋矶山医院	20	广东省中医院
21	苏州大学附属第一医院	22	济宁市第一人民医院
23	山东大学齐鲁医院	24	济宁医学院附属医院
25	安徽医科大学第一附属医院	26	浙江大学医学院附属邵逸夫医院
27	兰州大学第二医院	28	武汉市第一医院
29	大连医科大学附属第一医院	30	广西壮族自治区南溪山医院

续表

31	中国医科大学附属第四医院	32	天津市环湖医院
33	新乡市中心医院	34	承德医学院附属医院
35	太原市中心医院	36	邢台市第三医院
37	北京大学第三医院	38	沧州市中心医院
39	山西省人民医院	40	济南市中心医院
41	玉林市第一人民医院	42	柳州市工人医院
43	新疆维吾尔自治区人民医院	44	南昌大学第二附属医院
45	空军军医大学唐都医院	46	西南医科大学附属医院
47	新疆医科大学第一附属医院	48	南昌大学第一附属医院
49	延安大学咸阳医院	50	吉林大学中日联谊医院
51	大连医科大学附属第二医院	52	西安交通大学第一附属医院
53	杭州市第一人民医院	54	大连市中心医院
55	山西医科大学第一医院	56	柳州市人民医院
57	惠州市中心人民医院	58	四川省人民医院
59	常州市第一人民医院	60	许昌市中心医院
61	浙江大学医学院附属第一医院	62	南京市第一医院
63	武汉大学中南医院	64	自贡市第一人民医院
65	上海交通大学医学院附属新华医院	66	河北医科大学第一医院
67	珠海市人民医院	68	攀枝花市中心医院
69	广东省人民医院	70	郑州市中心医院
71	滨州医学院附属医院	72	孝感市中心医院
73	辽宁健康产业集团抚矿总医院	74	浙江大学医学院附属第二医院
75	大庆油田总医院	76	十堰市太和医院
77	桂林市人民医院	78	西安市第三医院
79	广州市第一人民医院	80	中国医科大学附属第一医院
81	秦皇岛市第一医院	82	郑州大学第五附属医院
83	南方医科大学深圳医院	84	柳州市柳铁中心医院
85	淄博市第一医院	86	海南医学院第一附属医院
87	中国医科大学附属盛京医院	88	景德镇市第一人民医院
89	漳州市医院	90	福建医科大学附属第一医院

续表

91	襄阳市第一人民医院	92	岳阳市一人民医院
93	茂名市人民医院	94	徐州医科大学附属医院
95	河北省人民医院	96	聊城市第二人民医院
97	赤峰市医院	98	牡丹江市第二人民医院
99	温州市中心医院	100	泰安市中心医院

附件5　2019年全国综合防治卒中中心综合排名

国家脑防委汇总了2019年全国综合防治卒中中心169家单位上报的卒中防治关键适宜技术的工作量，根据各相关适宜技术的开展情况（包括工作量、流程控制、病情评估、病历完整度、技术均衡性）、数据对接、参与科研课题完成进度等全面评估，对各综合防治卒中中心进行综合排名如下。

2019年全国综合防治卒中中心综合排名表

1	镇平县人民医院	2	阜南县人民医院
3	洛阳新区人民医院	4	河北省故城县医院
5	天津市宁河区医院	6	巩义市人民医院
7	浏阳市集里医院	8	利辛县人民医院
9	定州市人民医院	10	天津市北辰区中医医院
11	孟津县第二人民医院	12	新乐市医院
13	龙门县人民医院	14	吉林市人民医院
15	邓州市人民医院	16	沂源县人民医院
17	平舆县人民医院	18	西峡县人民医院
19	建水县人民医院	20	宿州市第一人民医院
21	天津市宝坻区人民医院	22	北辰医院
23	睢县中医院	24	临泉县人民医院
25	天津市西青医院	26	太康县人民医院
27	诸城市人民医院	28	南皮县人民医院
29	梅河口市中心医院（梅河口市爱民医院）	30	枣阳市第一人民医院（枣阳市医疗急救中心）
31	邹平市人民医院	32	青县人民医院
33	四平市中心医院	34	郑州中康医院
35	南部县人民医院	36	新密市中医院

37	浚县人民医院	38	偃师市人民医院
39	伊春市第一医院	40	重庆梁平区人民医院
41	湖北省钟祥市中医院	42	博兴县人民医院
43	泌阳县人民医院	44	泸西县人民医院有限责任公司
45	中国人民解放军联勤保障部队第九八三医院	46	井陉县医院
47	莒县人民医院	48	绥芬河市人民医院
49	遵化市人民医院	50	赤水市人民医院
51	汝阳县人民医院	52	泊头市医院
53	成武县人民医院	54	广东省深圳市龙岗区人民医院
55	阆中市人民医院	56	北京市垂杨柳医院
57	宁乡市人民医院	58	荥阳市人民医院
59	宁阳县第一人民医院	60	四川省仪陇县人民医院
61	登封市人民医院	62	河间市人民医院
63	淮阳县人民医院	64	海盐县人民医院
65	遵义市播州区人民医院	66	六安市中医院
67	雅安市人民医院	68	原平市第一人民医院
69	绥化市人民医院	70	腾冲市人民医院
71	大竹县人民医院	72	郯城县第一人民医院
73	镇海区人民医院	74	南阳市第一人民医院
75	中江县人民医院	76	吉林省辉南县人民医院
77	山东省宁津县人民医院	78	平邑县人民医院
79	天津市第三中心医院	80	芮城县人民医院
81	广汉市人民医院	82	祥云县人民医院
83	天津市静海区医院	84	栖霞市人民医院
85	黄骅市人民医院	86	保定市清苑区人民医院
87	山西省平遥县人民医院	88	商河县人民医院
89	开远市人民医院	90	宁安市人民医院
91	深圳市龙华区中心医院	92	河北省深泽县医院
93	绍兴第二医院	94	博罗县人民医院
95	郏县人民医院	96	济南市第三人民医院
97	宾县人民医院	98	克什克腾旗蒙中医院
99	阳谷县人民医院	100	天津中医药大学第二附属医院

中国卒中中心报告

Report on the China Stroke Center

2020

责任编辑 张宏文 曾迎新
美术编辑 夏晓辉

ISBN 978-7-5101-7890-0

9 787510 178900 >

定价: 88.00元

中国脑卒中防治报告

Report on Stroke Prevention and Treatment in China

2020

主 编 王陇德 常继乐 焦雅辉

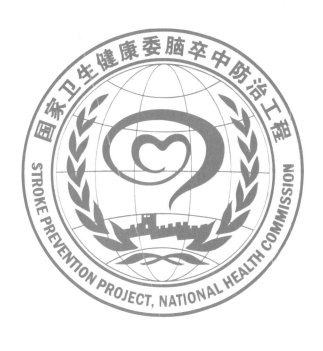

中国人口出版社
China Population Publishing House
全国百佳出版单位